認知症 plus
院内デイケア

生活機能の維持・回復を目指す

編集
旭　俊臣
坂本昌子
賀曽利 裕

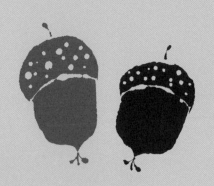

日本看護協会出版会

はじめに

　院内デイケア(入院デイケア)は2003年頃から全国の回復期リハビリテーション病院や急性期病院，精神科病院で行われるようになりました。2015年の日本看護協会の「病院看護実態調査」によると，院内デイケアに取り組んでいる病院は212病院にまで広がりをみせています。その内容(プログラム，評価項目，参加職員など)は病院によってさまざまで統一されていないのが現状ですが，認知症高齢者の行動・心理症状(BPSD)の軽減，運動機能の改善，また看護・介護負担の軽減などが認められることがわかってきています。

　この度，院内デイケアに先駆的に取り組んでいる各病院の活動をまとめて出版することになりました。本書のPart1で総論として「認知症ケアにおけるリハビリテーションとは」を，Part2で認知症ケアの基礎となる考え方の「リハビリテーション・プログラムを実践するために」について述べています。そしてPart3では実践事例として，6病院の「病院の特性に応じた院内デイケア事例」を述べています。事例部分では，各病院の担当者の方々に，院内デイケアの導入目的から始まり，しくみづくり，導入時のポイント，院内デイケアの実際，導入前後の効果，看護師への効果・変化，今後の課題などについて，執筆していただきました。

　本書を，院内デイケアにこれから取り組もうとされている病院・施設や，取り組んでいるものの実践に悩んでいる病院・施設などで役立てていただければ幸いです。そして今後ますます院内デイケアが拡充されることを願います。

　最後になりましたが，本書は，執筆者の皆さま，およびその所属病院のご理解・ご協力により出版することができました。この場をお借りして，深くお礼申し上げます。

2019年7月

編者代表　旭　俊臣

認知症 plus 院内デイケア　目次

はじめに …………………………………………………………………………………………… iii

Part 1　認知症ケアにおけるリハビリテーションとは

1　認知症ケアにおけるリハビリテーションの重要性 ………………………… 旭　俊臣　2
2　認知症リハビリテーション（院内で行うデイケア）の実際 ….. 旭　俊臣・賀曽利　裕　7
Column　院内デイケア〜研究のすすめ〜 ……………………………………… 森　直樹　16
Column　認知症リハビリテーションの研究とEvidence Based Medicine ……………… 柴崎　孝二　19

Part 2　リハビリテーション・プログラムを実践するために

1　健康の定義と認知症ケアの基礎となる考え方 ………………………… 賀曽利　裕　22
2　レクリエーションの目的とプログラムの実際 ………………………… 平山　恵麻　35
Column　認知症患者に対する運動プログラムの紹介 ………………………… 村井　千賀　47

Part 3　病院の特性に応じた院内デイケア事例

事例病院1　回復期病院

患者の「生活の質」を保つ院内デイケア ………………………………………… 小澤　美樹　52
○ 医療法人社団弥生会 旭神経内科リハビリテーション病院
当院の基本理念／院内デイケアの導入目的／院内デイケア係から委員会となるまでの流れ／院内デイケアの実際／院内デイケア導入前後の患者への効果／看護職員への効果，変化／今後の課題／院内デイケアの変遷まとめ

Column　想像し，寄り添い，代弁する仕事 …………………………………… 坂本　昌子　60

事例病院2　急性期病院

介護福祉士による医療と生活の隙間を埋める院内デイサービス
………………………………………………………………… 山﨑　明子・小坂　晶巳　64

○ 社会医療法人財団慈泉会 相澤病院
病院・病棟情報／院内デイサービスの導入目的／企画から導入までの院内の手続き／ケアの方針としくみづくり／導入時のポイント／院内デイサービスの実際／導入前後の効果／データ評価について／看護師への効果もしくは看護師の変化／今後の課題

事例病院3 急性期〜回復期病院

患者の心身の活性化を図るための入院デイケア──病棟で過ごす時間にもリハビリを
………………………………………………………………………… 山本　比呂美　76

◉ 医療法人同仁会 おおぞら病院

病院・病棟情報／入院デイケアの導入目的／企画から導入までの院内の手続き／ケアの方針としくみづくり／導入時の
ポイント／入院デイケアの実際／導入前後の効果／データ評価について／看護師への効果もしくは看護師の変化／今
後の課題／ Column

事例病院4 急性期〜回復期病院

患者が在宅で安心して，その人らしく暮らすために──排泄の自立の支援と意思決定の支援
………………………………………………………………………… 力石　泉　90

◉ 公益財団法人 豊郷病院

病院・病棟情報／院内デイケアの導入目的／企画から導入までの院内の手続き／ケアの方針としくみづくり／導入時の
ポイント／院内デイケアの実際／データ評価について／導入前後の効果／看護師への効果もしくは看護師の変化／「共
生」と「予防」を目指して／ Column

事例病院5 急性期病院

急性期病院で院内デイケアを定着させるために必要なこと──看護師長の立場から
………………………………………………………………………… 黒川　美幸　110

◉ 福井大学医学部附属病院

病院・病棟情報／院内デイの導入目的／企画から導入までの院内の手続き／ケアの方針としくみづくり／導入時のポイ
ント／院内デイの実際／導入前後の効果／データ評価について／看護師への効果もしくは看護師の変化／今後の課題
／ Column

事例病院6 急性期〜回復期病院

介護福祉士と病院OBボランティアの力が活きる院内デイケア ……… 關　真美子　124

◉ JA長野厚生連 佐久総合病院（本院）

病院・病棟情報／院内デイケアの導入目的／企画から導入までの院内の手続き／ケアの目的・方針／導入時のポイント
／院内デイケアの実際／導入前後の効果／データ評価について／スタッフ（介護福祉士・看護師）の変化／今後の課題

索引 ………………………………………………………………………………………………… 134

執筆者一覧

編集

旭 俊臣（あさひ としおみ）　医療法人社団弥生会 旭神経内科リハビリテーション病院 院長

坂本 昌子（さかもと まさこ）　医療法人社団弥生会 旭神経内科リハビリテーション病院 看護部長

賀曽利 裕（かそり ゆう）　医療法人社団弥生会 旭神経内科リハビリテーション病院 事業部長・作業療法士

執筆（執筆順）

▼ Part 1・2

旭 俊臣（あさひ としおみ）　前掲（Part1-1, Part1-2）

賀曽利 裕（かそり ゆう）　前掲（Part1-2, Part2-1）

柴崎 孝二（しばさき こうじ）　医療法人社団弥生会 旭神経内科リハビリテーション病院 医師（Column）

森 直樹（もり なおき）　医療法人社団保健会 東京湾岸リハビリテーション病院 リハビリテーション科 医師（Column）

平山 恵麻（ひらやま えま）　医療法人社団弥生会 旭神経内科リハビリテーション病院 公認心理師（Part2-2）

村井 千賀（むらい ちが）　石川県立高松病院 作業療法科 科長（Column）

▼ Part 3

小澤 美樹（おざわ みき）　医療法人社団弥生会 旭神経内科リハビリテーション病院 看護師長（事例病院1）

坂本 昌子（さかもと まさこ）　前掲（Column）

山﨑 明子（やまざき あきこ）　社会医療法人財団慈泉会 相澤病院 病棟看護支援部門 部門長（事例病院2）

小坂 晶巳（こさか まさみ）　社会医療法人財団慈泉会 相澤病院 副院長・看護部部長（事例病院2）

山本比呂美（やまもと ひろみ）　医療法人同仁会 おおぞら病院 看護師長（事例病院3）

力石 泉（ちからいし いずみ）　公益財団法人 豊郷病院 地域包括統括部長（2019年3月まで総看護部長）（事例病院4）

黒川 美幸（くろかわ みゆき）　福井大学医学部附属病院 看護部 看護師長（事例病院5）

關 真美子（せき まみこ）　JA長野厚生連 佐久総合病院（本院）統括看護部長（事例病院6）

Part

1

認知症ケアにおける
リハビリテーションとは

1 認知症ケアにおけるリハビリテーションの重要性

2 認知症リハビリテーション(院内で行うデイケア)の実際

Column　院内デイケア〜研究のすすめ〜

Column　認知症リハビリテーションの研究とEvidence Based Medicine

Part 1 ▶ 1

認知症ケアにおける
リハビリテーションの重要性

1. 今, 注目されている「認知症リハビリテーション」

　筆者は，1983年に千葉県松戸市に診療所を開設し，認知症患者の診察を始めました。当時はまだ認知症が「痴呆」と呼称されていた時代です。その中で直面した苦い経験が，「認知症に対するリハビリテーション」に取り組むきっかけになったのです。

　筆者は開設当初から，診療の際に，まず患者本人を診察した後，家族の面接も行うようにしています。ある時，一組の家族が来院しました。患者は60代の男性で，診察の結果アルツハイマー型認知症であるとの診断に至りました。家族面接にて，患者の病名を告げ「治療法はないので，家族が一生懸命介護してください」と話したのですが，その説明が家族に大きなショックを与えてしまいました。家族にしてみれば，何とかよくなる方法はないか，とわらにもすがる思いで来院したのだと思います。それなのに，よくなる方法はなく，家族が介護するしかない，と言われたのです。絶望の淵に突き落とされたような気持ちになったはずです。その家族は介護の意欲をなくしてしまい，患者本人の認知症も進行して施設に入らざるを得なくなりました。

　この経験から，認知症の人の症状の改善につながる方法は何かないかと模索を始めました。当時，この分野で進んでいるとされていた北欧へ視察に行き，認知症患者に対するグループでのコミュニケーションや音楽，絵画などを通して認知機能の維持を試みているデイケア施設の見学を重ねました。そこで得た知見をもとにして，認知症にもリハビリテーション（以下リハビリ）の概念が通用する，リハビリにより認知症の進行を遅らせることが可能であるとの結論に至り，1988年に当院で「老人デイケア」の名称で開始しました。ここから，「リハビリテーション重視」という信念をもって現在まで取り組んでいます。その後，回復期リハビリテーション病棟において「院内デイケア」を開始しました。当院における認知症診療ケアの沿革を表1に示します。

2. 認知症における「心技体」の医療とは

　認知症を含め，高齢者に対する治療では「心技体」が必要です。

　「心」は心理・精神面での治療，「技」は運動機能面（四肢運動障害や言語・嚥下障害）に対するリハビリ技術による治療，「体」は内科的身体疾患（肺炎，高血圧症，糖尿病など）の治療を意味します。

表1　認知症診療ケアの沿革

1983年	診療所開設，認知症の人と家族の診療を開始
1986年	旭神経内科病院開設
1988年	老人デイケアを開始
1990年	老人保健施設栗ヶ沢デイホーム開設，定期短期入所・評価入所を開始
1994年	厚生省「痴呆性老人の日常生活自立度判定基準」作成委員
1996年	千葉県認知症研究会発足
2002年	回復期リハビリテーション病棟開設
2004年	院内デイケアを開始，旭神経内科リハビリテーション病院に改称
2006年	松戸市認知症研究会発足
2009年	長寿の我が町づくりモデル事業，千葉県認知症対策推進協議会発足
2011年	東日本大震災後の巡回型心のデイケアを開始
2012年	地域包括支援センター開設
2013年	千葉県認知症疾患医療センター開設
2014年	松戸市認知症サポーター・ボランティア養成講座開講
2015年	松戸市認知症初期集中支援チーム，松戸市まちっこプロジェクト発足

　認知症患者の場合，「心」についての治療としては，心理症状（不安・不穏・うつ状態）に対し，回想法・現実見当識訓練（Reality Orientation：RO）・音楽療法などを行っています。「技」（運動機能面）についての治療は，四肢運動障害に対するリハビリとして行われています。「体」についての治療は，医師が行う内科的治療です。

　認知症は終末期に至るまで，ケアの善し悪しによって，中核症状だけでなく，認知症の行動・心理症状の悪化および，日常生活動作（Activities of daily living：ADL）の低下を併発しやすくなります（図1，表2）。そのことを強く認識して，ケアにかかわっていくことが重要です。

認知症の行動・心理症状（Behavioral and Psychological Symptoms of Dementia：BPSD）

　Behavioral and Psychological Symptoms of Dementiaを直訳すると「認知症の行動および心理症状」です。頭文字を取って「BPSD」と略されることが多いですが，この本では「（認知症の）行動・心理症状」と表すことにします。

　認知症の症状には「中核症状」と「行動・心理症状」があります。

　「中核症状」は，脳の神経細胞が損傷，死滅するために起こる直接的な症状で，記憶障害や見当識障害などが該当します。失行，失認，失語などの症状もあり，認知症を発症すれば誰にでも，程度の差こそあれ出現します。

　それに対し，「行動・心理症状」は，暴言，暴力，徘徊，幻覚，妄想，もの盗られ妄想，などの症状です。

　ここで1つ，押さえておきたいことは，認知症に伴う行動・心理症状の出現は，「脳の障害だけに影響されているわけではない」ということです。対人関係（介護者，ケア担当者），生活環境（特に転居，入所，入院など）や，加齢による視力・聴力・筋力の衰え，関節痛，食欲不振，抑うつ気分といったさまざまな心

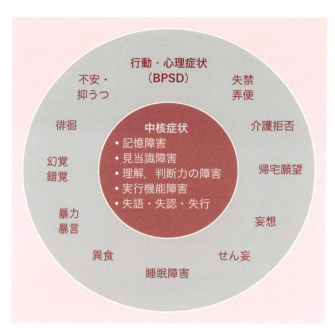

図1　認知症の中核症状と行動・心理症状

表2　日常生活動作（ADL）

起居動作，移乗動作，
歩行，　　階段昇降，
食事動作，更衣動作
排泄動作，入浴動作，
整容動作

身の不調もかかわってくることを理解することが必要です。また，認知症発症前に趣味が多く，人付き合いも広く活発だった人と，そうでない人の場合，認知症の発症時の症状は同じであっても，その後のケアによって，症状の進行には相違があります。

・脳の障害（アルツハイマー病，脳血管障害など）
・健康状態（視力・聴力，合併疾患，薬の副作用など）
・生活歴（職歴，趣味，暮らしてきた地域など）
・性格（性格傾向，対処パターンなど）
・社会心理学（人間関係のパターン）

これらの要素が絡み合い，認知症初期から中期にかけて出現しやすくなるのが行動・心理症状なのです。

3．「認知症リハビリ」の概念

リハビリはラテン語の「re（再び）」＋「habilis（適する）」が語源とされています。加齢に対する衰えや病気，外傷などにより，日常生活に不自由をきたすようになった人が，「再び適する状態に戻る」ように導いていくのが，リハビリの本質といってよいでしょう。そこには医学的な知見や技術が必要です。運動器に関していえば，骨や筋肉，関節，靭帯など機能低下のために損なわれた運動能力を早期に回復させ，日常生活の質を向上させる治療法がリハビリといえます。これにならえば脳に対するリハビリ「認知症リハビリ」は，損なわれた脳の機能改善を図る治療法，ということになります。

この「認知症リハビリ」については，現在，統一された定義はありませんが，

筆者は「認知症によって心理面の障害と身体機能障害のある人が，最良の心身の状況を獲得し，年齢や障害の段階に応じて，その地域に住む人々と，あらゆる面で同水準の生活がなされるようにすること。また，リハビリの治療としては，神経心理療法，理学療法，作業療法，言語療法を複合的に取り入れて行う療法である」としています。

運動器のリハビリに比べ，認知症のリハビリについて国内での歴史は浅く，医療従事者の中でも知名度はまだ低いといわざるを得ません。また，現時点においては認知症のリハビリによる確実な改善・維持効果を示すエビデンスが確立されているとはいえません。しかし，高齢者医療，認知症の治療に長く携わってきた施設では認知症のリハビリの可能性に着目し，以前から実践されていました。当院においても，認知症リハビリを提供することにより認知症の改善に一定の効果が得られています。特に院内デイケアでは，行動・心理症状の軽減と運動能力の改善に有効でした。患者数が増加している現在，当院でも症例が蓄積されつつあります。

アルツハイマー型認知症の場合，抗認知症薬による薬物療法は症状の進行を遅らせるための基本的な治療であり，今日の認知症治療には不可欠です。しかし，一般的に薬物療法では投与開始後3，4カ月は有効ですが，その後，効果は少しずつ落ちてきます。

ところが，薬物療法にリハビリ（非薬物療法）を併せて行うと，進行を遅らせる効果が2～3倍，つまり半年から1年程度は続くことが報告されています[1]。さらに継続的なリハビリを行うことで，進行を緩やかにする効果が期待できます。

他にも，2007年に社団法人全国老人保健施設協会から，認知症に対する短期集中リハビリの効果について発表[2]がありました。それによると，通所リハビリで毎週3回，運動プログラムと認知プログラムに30分以上取り組んだ結果，3カ月後に改訂長谷川式簡易知能評価スケールと行動・心理症状（DBD 13項目のうち9項目）で改善が見られました。その後，老人保健施設に3カ月間入所して同様のプログラムを施行した結果同じような効果が見られたという発表がなされました[3]。

さらに，当院でも，認知症に対して院内デイケアを行うと，行動・心理症状がある程度改善されると報告を行いました[4]（**表3**）。

こうした検証は少しずつ積み上がってきていますが前述したとおり，認知症のリハビリによる確実な改善・維持効果を示すエビデンスの確立には至っていません。ですが，だからといって「アルツハイマー型認知症に対する治療として薬物療法以外はエビデンスが明確になっていないから，リハビリを行う必要はない」ということにはなりません。

むしろ，昨今の流れでは薬物治療をベースにしつつも，リハビリを付加することの重要性が注目されています。今までの認知症治療の歴史の中で積み上げられた多くの臨床例から，リハビリによる介入が「症状の軽減や予防」にかなりの成果をもたらしていることと考えられます。

認知症は「言葉による指示が伝わらない」といった理由でリハビリの適応外といわれていた時代から大きな変化を見せており，認知症リハビリの存在が知

表3 院内デイケアの結果

全体参加率	38%
改善例参加率	71%
変化	<改善> ・大声，立ち上がり，多動，暴力 　不眠で2項目以上改善　　12名 ・HDS-Rで3点以上の改善　10名 <不変> 　28名 <悪化> 　5名

られるにつれ，それを必要とする患者は増えているのです。

　ここでいう「症状の軽減や予防」の「症状」とは，中核症状である記憶障害だけではありません。看護・介助者に大きな負担をもたらす行動・心理症状も含まれます。特に認知症の中期から後期にかけては，中核症状よりも行動・心理症状への対応に時間やパワーがとられるので，この「症状」が「軽減や予防」できれば看護・介助者にとっては大きなメリットといえるでしょう。

4. 病期別に見るリハビリの有用性

　認知症初期〜中期にかけて有用とされるリハビリは，神経心理療法として，回想法と現実見当識訓練を中心とするグループワークです。この2つは心理的・社会的介入方法の1つです。気持ちに寄り添うリハビリにより，心理状態が安定し，行動・心理症状の改善にもつながります。

　認知症後期になると，歩行障害から転倒し骨折して入院→認知症症状の悪化→運動機能低下→認知機能の低下，といった悪循環に陥りやすくなります。そのため，歩行障害を予防する運動機能リハビリと認知症リハビリを併用する必要があります。

　認知症終末期になると，嚥下機能低下から誤嚥性肺炎を起こしやすくなるため，嚥下機能リハビリを重点的に行う必要があります。また，終末期ではほとんど寝たきりになり，表情もとぼしくなってしまいますが，医療者がわずかで微妙な表情の変化を読み取り，コミュニケーションを取ることは可能です。発語のなくなった重度認知症患者に対して，認知症リハビリを行い，当院で開発したPAFED（Psychological Assessment Scale by Facial Expression for Demented People-Interview version）で評価すると表情，視線で改善がありました[5]。

Part 1 ▶ **2** # 認知症リハビリテーション
（院内で行うデイケア）の実際

1. 認知症リハビリの種類

（1）神経心理療法
❶現実見当識訓練
　現実見当識を活用して，活動性の向上を図る
❷回想法
　長期記憶を回想して，心理的安定を図る
❸音楽療法
　音楽を介して意欲・感情の向上を図る
❹その他
　絵画，園芸，ペット，レクリエーション，アロマテラピー，囲碁，将棋

（2）理学療法
　理学療法とは「身体に障害のある者に対し，主としてその基本的動作能力の回復を図るため，治療体操その他の運動を行わせ，及び電気刺激，マッサージ，温熱その他の物理的手段を加えること」[6]と定義されています。

（3）作業療法
　作業療法とは「身体又は精神に障害のある者に対し，主としてその応用的動作能力又は社会的適応能力の回復を図るため，手芸，工作その他の作業を行なわせること」[6]と定義されています。

（4）言語療法
　言語療法とは言語聴覚士が行う療法です。言語聴覚士とは「厚生労働大臣の免許を受けて，言語聴覚士の名称を用いて，音声機能，言語機能又は聴覚に障害のある者についてその機能の維持向上を図るため，言語訓練その他の訓練，これに必要な検査及び助言，指導その他の援助を行うことを業とする者」[7]と定義されています。つまり，言語障害(失語症，構音障害)や聴覚障害，嚥下障害や言葉の発達と遅れ，声の発音の障害など，ことばによるコミュニケーションの問題に対して，問題の本質や発現メカニズムを明らかにし，対処法を見出すために検査・評価を行い，必要に応じて訓練，指導，助言，その他の援助を行います。
　当院での認知症リハビリは(1)神経心理療法を中心に行います。ここでは，その中の❶現実見当識訓練と，❷回想法について，述べていきます。

2…認知症リハビリテーション（院内で行うデイケア）の実際　　**7**

❶現実見当識訓練

　現実見当識訓練（Reality Orientation：RO）とは，1960年代半ばにアメリカにて重度の脳損傷を負った患者に対して用いられた方法で，その後普及が進み認知症患者にも一定の効果が認められています。時間，場所，人物などの見当識に関する訓練により，意欲の向上につながることがあるリハビリです。

　施設で行う場合は，大きなカレンダーや文字盤の大きな時計を用意し，「今日の年月日」「今日の曜日」「今の時刻」などを言ってもらいます。認知症リハビリに参加している全員で読み上げることもありますし，指名して答えてもらうこともあります。指名して，なかなか答えが出てこない場合は「昨日は○月△日でしたね」とヒントを与えます。正解したら「そうですね，今日は○月○日ですね」と繰り返し，間違っていても，「違います」と否定はせず，「ありがとうございます。○月○日ですね」とさりげなく訂正し，全員で繰り返します。その後，「今日は体育の日ですね」といったように，その日にちなんだ事柄を続け話題を広げることもありますし，回想法につなげるのもよいでしょう。

　見当識「訓練」とありますが，無理に言わせたり，機械的に繰り返したりすることが目的ではありません。参加している患者が苦痛にならないよう，穏やかなムードで行うことがポイントになります。

❷回想法

　回想法は，1963年にアメリカの精神科医，ロバート・バトラー（Robert・Butler）が提唱した療法です。バトラーは「人間は高齢になると，過去を回想する頻度が高まり，高齢者は自分が歩んだ人生を振り返り，整理し，人生の価値観を模索しようとする」[8]と，述べています。回想法は，高齢者の長い人生の思い出に対して，共感的受容的姿勢で関与し，適切な介入を行うことによって，高齢者の心理的安定や自我の統合を援助する手法です。認知症患者に対する回想法が，日本でも1990年代から行われるようになり，認知機能の改善がみられたとの報告が増えてきました[9]。

2. 認知症リハビリを実践する場

　認知症リハビリを実践する場は，通所リハビリ施設（日帰り）と病棟（入院中）の2つに分けることができます。まず，通所リハビリ施設にて日帰りで行う認知症リハビリについて説明します。

　介護保険上のサービス名である，通所リハビリ（＝デイケア）の定義は「居宅要介護者について，介護老人保健施設，病院，診療所その他厚生労働省令で定める施設に通わせ，当該施設において，その心身の機能の維持回復を図り，日常生活の自立を助けるために行われる理学療法，作業療法その他必要なリハビリ」[10]で，利用者が可能な限り自宅で自立した日常生活を送ることができるよう，通所リハビリの施設（老人保健施設，病院，診療所など）において，食事や入浴などの日常生活上の支援や，生活機能向上のための機能訓練や口腔機能向上サービスなどを日帰りで提供するものです。

　一方，病院に入院した患者（認知症以外の疾患での入院も含む）のために，病棟

で行う認知症リハビリは，呼び方はさまざまありますが，当院では「院内デイケア」と呼んでいます。「デイケア」という言葉は，もともと介護保険上の用語であり，定義も前述のとおりになります。しかし，行っている内容が，認知機能の低下を防ぎ，心身の維持回復・日常生活の自立を助けるために行われるリハビリにあたるため，便宜上「院内デイケア」と命名しました。この表現には統一した用語がなく，「入院デイケア」「院内デイサービス」などといった呼び方の病院もあります。

　また，病院や施設で行われている医療保険が適用される「重度認知症患者デイ・ケア」や，精神科で行われる「精神科デイ・ケア」もあります。「重度認知症患者デイ・ケア」は，「精神症状及び行動異常が著しい認知症患者（「認知症高齢者の日常生活度判定基準」がランクMに該当するもの）の精神症状等の軽快及び生活機能の回復を目的」[11]とするものです。「精神科デイ・ケア」は，「精神疾患を有するものの社会生活機能の回復を目的として個々の患者に応じたプログラムに従ってグループごとに治療をするもの」[12]となります。

3．施設および病棟で取り組むために

（1）実施の目的

　当院は，2002年に回復期リハビリテーション病棟を開設しました。脳血管障害や骨折および肺炎後に，生活不活発病（廃用性症候群）を発症し，リハビリ治療目的で入院してくる患者のうち，認知症を合併する患者が，数年で50%を超えるようになりました。それにより，リハビリ治療・看護・ケアを行っていくことが難しくなり，特に，看護・介護スタッフから夜間のケアが大変との声が上がってくるようになりました。

　認知症の人に対する認知症リハビリが認知症状の改善と介護負担の軽減に有用であることをすでに経験していたので，2004年にこの認知症リハビリを院内デイケアとして回復期リハビリテーション病棟の患者へ導入することにしたのです。

　院内デイケアの長所として，主に次の6点が挙げられます。

1. 行動・心理症状の軽減
2. 意欲および日中の臥床傾向の改善
3. 車椅子からの立ち上がり時の転倒予防
4. 訓練時間の増大
5. 残存機能の発見と改善
6. 看護や介護負担の軽減

（2）効果の評価指標・評価項目

　「院内デイケア」の効果測定のために，当院では，ADL評価尺度（Barthel Index：BI），機能的自立度評価表（Functional Independence Measure：FIM），改訂長谷川式簡易知能評価スケール（Hasegawa Dementia Scale, Revised：HDS-R），MMSE（Mini-Mental State Examination）の評価項目と，デイケア観察評価（大声，

2…認知症リハビリテーション（院内で行うデイケア）の実際　　9

立ち上がり，多動，暴力，不眠，表情），デイケア参加回数，転倒回数，看護・介護負担調査票によって評価を行っています。ほかにも認知症行動障害尺度（Dementia Behavior Disturbance Scale：DBD），Zarit介護負担尺度（Zarit Burden Interview）も使用することがあります。

「院内デイケア」の長所として前述した6点のうちの5点を実証するために，以下の評価法を使用しています。

1. 行動・心理症状（大声，立ち上がり，多動，暴力，不眠）の軽減に対しては「デイケア観察評価」
2. 車椅子からの立ち上がり時の転倒予防には「デイケア開始時と終了時の転倒回数」
3. 訓練時間の増大には「院内デイケア参加回数」
4. 残存機能の発見と改善については「意欲の向上や行動・心理症状の軽減」
5. 看護や介護負担の軽減の指標として「看護・介護負担調査票」

（3）実施後の行動・心理症状の変化について

2006年に行った評価を紹介します。対象患者は，6カ月間に入院した患者129名で，脳血管障害50名，骨折19名，生活不活発病60名で，そのうち合併する認知症疾患は，アルツハイマー型認知症31名，血管性認知症16名です（表4）。その間の院内デイケアプログラム（朝夕のケアの時間割），3カ月前後で行った評価項目などは表5，表6に示したとおりになります。プログラムの中では，和太鼓，音楽療法，料理，リハビリ体操などへの出席率が高くなっています。

（4）結果について

院内デイケアの結果として，BIはアルツハイマー型認知症で12点，血管性認知症で13点改善していますが，HDS-Rではほとんど変化は見られませんでした（表7）。デイケア観察評価では院内デイケアの参加率の多寡別に入院前と退院時で比較した結果，院内デイケアに多く参加している患者ほど，デイケア観察評価項目とHDS-Rが退院時に改善していました（表8，9）。さらに，院内デイケア開始前後3カ月間の全入院患者の転倒回数の比較では，18回から11回に減少していました。時間帯別に比較した転倒回数は，平均して昼夜ともに減少しており，院内デイケアは認知症患者の行動・心理症状と転倒回数の減少に関してある程度有効であるとの結果が得られました。

行動・心理症状は，認知症の症状の進行とともに出現してくるようになりますが，身体合併症で救急病院へ入院後に急速に悪化する場合があります[13]。

表4　対象患者

入院患者数	129名（男性66名，女性63名）	
入院時病名	脳血管障害 骨折 生活不活発病（廃用症候群）	50名 19名 60名
認知症合併症	アルツハイマー型認知症 血管性認知症 その他	31名 16名 7名

表5 院内デイケアプログラム

集団体操（リハビリ体操・嚥下体操など），身体的ゲーム，認知的ゲーム，現実見当識訓練，回想法，音楽療法，料理，手工芸，季節行事（花見・七夕・クリスマスなど），その他
◆院内デイケアと朝夕のケア（実施時間）
　6：00〜　8：00　集団体操，談話，見守り
10：00〜12：00　デイケア
14：00〜16：00　デイケア
18：00〜20：00　集団体操，談話，見守り
◆デイケア参加スタッフ
看護師，理学療法士，作業療法士，言語聴覚士，臨床心理士（現公認心理師），医療ソーシャルワーカー，音楽療法士，ボランティア

表6 評価項目

ADL（BI）
知的評価（HDS-R）
デイケア観察評価
　行動・心理症状（大声，立ち上がり，多動，暴力，不眠）
　表情
デイケア出席率
転倒回数
看護・介護負担調査票

表7 認知症合併患者のBI，HDS-R変化

	BI		HDS-R	
	入院時	退院時	入院時	退院時
アルツハイマー型認知症	22	34	12	14
血管性認知症	27	40	15	16

表8 院内デイケア観察評価（行動・心理症状の変化）

大声		立ち上がり		多動		暴力		不眠	
開始時	終了時	開始時	終了時	開始時	終了時	開始時	終了時	開始時	終了時
39	30	49	44	24	7	15	2	60	47

表9 院内デイケアの結果

（1）平均デイケア参加率		38%
（2）改善例参加率		71%
（3）改善		21名
大声，立ち上がり，多動，暴力，不眠で2項目以上改善あり		11名
HDS-R　3点以上の改善		10名
（4）不変		28名
（5）悪化		5名

表10　生活不活発病（廃用症候群）患者

2014年4～9月に退院した生活不活発病患者
70名（男性36名，女性34名）　平均年齢83.7歳

身体疾患		認知症の原因疾患	
肺炎	28名	アルツハイマー型認知症	16名
急性心不全	7名	血管性認知症	12名
褥瘡感染症	5名	パーキンソン病	10名
腎盂腎炎	3名	前頭側頭型認知症	2名
心筋梗塞	3名	レビー小体型認知症	1名
その他の疾患	24名		
合計	70名	合計	41名

表11　骨折患者

2014年4～9月に退院した骨折患者
49名（男性13名，女性36名）平均年齢84.1歳

骨折部位		認知症の原因疾患	
大腿骨	20名	アルツハイマー型認知症	12名
腰椎圧迫骨折	18名	パーキンソン病	7名
その他	11名	血管性認知症	4名
		その他	1名
合計	49名	合計	24名

当院にも救急病院から身体合併症の治療終了後，行動・心理症状を伴った認知症患者が紹介されることが多くなってきています。

2015年には，リハビリ治療目的で当院へ転院してきた患者のうち，肺炎，急性心不全，尿路感染症などの身体疾患を発症して救急病院へ入院後，長時間の臥床により運動機能の低下した生活不活発病患者は70名でした。そのうち，アルツハイマー型認知症，血管性認知症などの，認知症疾患を合併している患者が41名でした。骨折患者は49名で，そのうち認知症疾患を合併している患者が24名でした（表10，11）この認知症高齢者合計65名（平均年齢84才）について述べます。

上記認知症高齢者に対する，認知機能の評価は，HDS-R，MMSE，BPSDスケール（当院で開発した評価表，表12）で，ADLの評価はBIで行いました。

初期評価を行ったあと，個別リハビリとしては，理学療法，作業療法，言語療法を1日160分行い，集団リハビリとして院内デイケアを1日6時間行っています。このような認知症リハビリを平均在院日数93日間行った結果を表13，14に示します。骨折患者と生活不活発病患者で合計すると，BIは入院時39点が退院時52点で改善しました。BPSDスケール値では，骨折患者は4.02から2.78（表13），生活不活発病患者では7.03から5.83（表14）とともに改善しています（BPSDスケールでは点数が下がると改善となる）。BPSDの項目別では，1：日中

表12　当院におけるBPSDスケール

	無い	ほとんど無い	たまにある	よくある	いつもある
1. 日中傾眠傾向である	0	1	2	3	4
2. 無気力・意欲低下がみられる	0	1	2	3	4
3. 拒薬することがある	0	1	2	3	4
4. 処置を拒否することがある	0	1	2	3	4
5. 入浴を拒否することがある	0	1	2	3	4
6. 拒食がある	0	1	2	3	4
7. 暴力を振るうことがある	0	1	2	3	4
8. 暴言を吐くことがある	0	1	2	3	4
9. 感情失禁がみられる	0	1	2	3	4
10. 不安定な歩行で歩きまわることがある	0	1	2	3	4
11. 離院の可能性がある（したことがある）	0	1	2	3	4
12. ふいの車椅子からの立ち上がりやベッドからの起き上がりがある	0	1	2	3	4
13. 幻覚がある	0	1	2	3	4
14. 妄想がある	0	1	2	3	4
15. 異食行為がある	0	1	2	3	4
16. 物を溜め込むことがある	0	1	2	3	4
17. 用事はないがナースコールを頻繁に押す	0	1	2	3	4
18. 夜間不眠傾向である	0	1	2	3	4
19. おむついじりなどの不潔行為がある	0	1	2	3	4
20. 脱衣行為がある	0	1	2	3	4
21. 独語がある	0	1	2	3	4
22. 大声を出すことがある	0	1	2	3	4

表13　骨折患者

平均年齢	84.1歳		
男性	8名		
女性	16名		

	人数	入院時	退院時
HDS-R		21.21	21.62　n.s
MMSE	24名	21.66	22.48　5%有意
BI		49.59	67.00　1%有意
行動・心理症状		4.02	2.78　1%有意

傾眠傾向，2：無気力・意欲低下，7：暴力，8：暴言，12：車椅子からの立ち上がり，18：夜間不眠，22：大声を出す，などが改善していました。

　下村は「高齢者は長期臥床により，注意力，集中力，発動性の低下が生じやすく，認知症の診断基準を満たすほどの認知機能障害（仮性認知症）を生ずるこ

表14 生活不活発病(廃用症候群)患者

平均年齢		83.7歳		
男性		21名		
女性		20名		
	人数	入院時	退院時	
HDS-R		20.00	20.63	n.s
MMSE	41名	21.57	22.04	n.s
BI		31.95	44.30	1%有意
行動・心理症状		7.03	5.83	10%有意

とがあるが，病初期には可逆的であり，適切に活動性を向上させることにより改善することがある」と述べています[14]。

4. 認知症リハビリ(院内デイケア)の広がりへの期待

これまで2004年に当院で始まった院内デイケアについて述べてきましたが，その背景には近年の認知症高齢者の急増があります。2012年に約462万人だった認知症高齢者数は，2025年には約730万人になると予想されています。

認知症高齢者が脳血管障害，心疾患，骨折などの骨関節疾患，肺炎や尿路感染症，がんなどの内科疾患を併発して急性期病院へ入院すると，生活不活発病を生じ，ADLの低下や行動・心理症状の悪化が見られ，看護・介護が困難になることが多いと報告されています[15]。

筆者はこのような背景から，認知症リハビリを重視しており，長年にわたってこれに取り組んできました。このような生活不活発病に対して早期に認知症リハビリを行うと，ある程度改善するとの報告がなされています。本書で紹介する当院を含む6病院から報告されているように，認知症リハビリを行うことによって行動・心理症状の改善，身体抑制の減少，日中傾眠・夜間不眠の改善，また意欲低下や運動機能改善が見られています[16]。

「認知症予防」という観点から，改善可能な認知症の危険因子として，運動不足，抑うつ，社会的孤立などが報告されています[17]。2019年現在，わが国の認知症高齢者は約550万人ですが，そのうち半数は認知症の診断を受けておらず，また認知症予防のためのプログラムにも参加していないと考えられています。このような潜在している認知症高齢者を，筆者は「隠れ認知症」[18]と呼んでいます。「隠れ認知症」の高齢者が認知症リハビリに参加することにより，ADL低下の改善や行動・心理症状の改善につながると考えています。

院内デイケアにおける椅子(車椅子)からの立ち上がり運動や，各参加者の長期記憶として残っている興味・関心のあるプログラムの導入は，生活不活発病や認知症状の改善につながる可能性があります。こうしたプログラムの導入にあたっては，一般社団法人日本作業療法士協会で作成された「興味・関心チェックリスト」が参考になると思われます[19]。

院内デイケアに参画されている各施設の職員の方々から，認知症高齢者の病状を少しでも改善させたいという熱い思いが感じられます。現在，院内デイケアは単体での診療報酬は認められていません。今後，全国の急性期病院，リハビリ病院，精神科病院での院内デイケアの取り組みが拡充されるとともに，院内デイケアの有効性について研究していく必要性があります。全国に拡充されることにより，認知症高齢者が望む，「住み慣れた場所で暮らしたい」という願いが実現されることを期待するものです。

引用文献

1) 渡部由美子：痴呆患者に対する脳活性化訓練の長期的効果と予後，北海道医学雑誌，1996，71(3)，p.391-402.
2) 社団法人全国老人保健施設協会：認知症短期集中リハビリテーションの実践と効果に関する検証・研究事業報告書，平成19年度老人保健事業推進費等補助金（老人保健健康増進等事業分），2008.
3) 関根麻子，永塩杏奈，他：老健における認知症短期集中リハビリテーション：脳活性化リハビリテーション5原則に基づく介入効果，Dementia Japan 2013，27，p.360-366.
4) 旭俊臣：認知症超高齢者のリハビリテーション，Journal of Clinical Rehabilitation，2015，24(6)，p.574-580.
5) 矢野啓明，高橋伸佳，他：重度認知症患者における視線と表情による簡易心理評価スケールの開発，高次脳機能研究：日本高次機能障害学会誌，2012，32(2)，p.312-319.
6) 理学療法士及び作業療法士法，第二条.
7) 言語聴覚士法，第二条.
8) Butler R N：The life-review；an interpretation of reminiscence in the aged，Psychiatry，1963，26：65-76.
9) 河田政之，吉山容正，他：痴呆に対するデイケア，回想法の効果，老年精神医学雑誌，1998，9(8)，p.943-948.
10) 厚生労働省社保審－介護給付費分科会：通所リハビリテーション（参考資料）（2019年6月閲覧，https://www.mhlw.go.jp/stf/shingi2/0000168709.html）.
11) 杉本恵申編：診療点数早見表2018年4月版，医学通信社，2018，p.614.
12) 前掲10），p.602.
13) 博野信次：臨床痴呆学入門―正しい診療・正しいリハビリテーションとケア，金芳堂，2001.
14) 下村辰雄：認知症の記憶・言語障害へのケア，Journal of Clinical Rehabilitation，2009，18(3)，p.220-228.
15) 読売新聞：患者の認知症 悩む病院，2015年11月8日.
16) 旭俊臣：認知症初期集中支援チーム事業と認知症リハビリ，日本早期認知症学会誌，2017，p.42.
17) Livingston G et al.：Dementia prevention，intervention，and care，Lancet 2017，390（No.10113），p.2673-2734.
18) 旭俊臣：早期発見＋早期ケアで怖くない　隠れ認知症，幻冬舎メディアコンサルティング，2018.
19) 大庭潤平，小林正義，他：地域における新たな作業療法の展開―生活行為確認表と興味・関心チェックリストを用いた高齢者のニーズ調査，作業療法ジャーナル，2013，47(5)，p.423-428.

Column

院内デイケア〜研究のすすめ〜

森　直樹 ● 医療法人社団保健会 東京湾岸リハビリテーション病院 リハビリテーション科医師
協力　伊藤大将＋清水彩可＋藤井絢子 ● 同法人 リハビリテーション部 作業療法士

「院内デイケア」という言葉自体は学会などでも耳にする機会が増え，看護の分野を中心に徐々に浸透していると感じるこの頃です。ところが，その効果はというと実際のところよくわかっていないのが現状ではないでしょうか。

ここでは「院内デイケア〜研究のすすめ〜」と題し，これから院内デイケアを導入しようとしている方，またその効果を検証しようと考えている方に，院内デイケアが非薬物療法の中でどのような立ち位置にあるのか，また私たちの病院で行っている院内デイケアでの経験をもとに今後の研究のヒントを提供できればと思います。

きっかけ

筆者の勤め先は160床の回復期リハビリテーション（以下，リハビリ）病院です。2007年の開設以来，当院では入院患者の平均年齢の上昇とともに入院疾患とは別に併存疾患として認知機能の低下を有する方が増加していました。

本来は患者に活動の機会を提供し，日常生活動作（activities of daily living：以下，ADL）・生活の質（quality of life：以下，QOL）を高めていくことが目的のリハビリ病院でも，リハビリ時間以外に病床やナースステーションで「ぼーっ」と過ごす方が大勢見られるようになりました。そのような背景の中「認知機能が低下している方に少しでも活動の機会を提供できないか？」という切実な思いで，2015年から院内デイケアを開始しました。

当院では平日の午前と午後の2回，各40分程度の院内デイケアを行っています。内容は体操，現実見当識訓練（reality orientation：以下，RO），レクリエーション，足湯，音楽療法などを組み合わせたプログラムで，理学療法士，作業療法士，看護師，介護士が協力して行っています。

院内デイケアの立ち位置

院内デイケアの研究を行おうと考えている皆さんには，院内デイケアが認知症治療の中で，どのような立ち位置にあるかを理解することが研究の手助けになります。認知症の治療に関する各国のガイドラインでは，投薬とともに非薬物療法がすすめられています。また先行研究からは，非薬物療法による認知機能の改善や多面的な介入によりADL，QOL，行動や気分の改善が得られる可能性が示唆されています。しかしながら，非薬物療法に関する研究は，全般的にサンプルサイズや試験の質の点から，十分なエビデンスが確立されていない状況です。

＊

また非薬物療法と一口に言ってもその内容はさまざまで，RO，回想法・バリデーション[*1]，レクリエーション，音楽療法など数多くの治療法が存在します。その中で院内デイケアは，どのようなものに分類されるのでしょうか。院内デイケアを明確に定義するのは難しいですが，その内容から「複数名の認知症患者を対象にしたさまざまな非薬物療法を組み合わせたプログラムに基づいた活動」と定義するならば，認知機能を多方面から刺激する集団プログラムである認知刺激療法（cognitive stimulation therapy：以下，CST）の系譜に属する治療と考えられます。CSTは通常，数人のグループを対象に思考，集中力，記憶などを標的とした，複数の訓練内容から構成された全般的な認知機能に刺激を与えるプログラムです。CSTは軽度から中等度の認知症患者に対して認知機能を賦活させると，一定のエビデンスが蓄積されつつあります。イギリスのNICE guidelines[*2]では，エビデンスに基づいた治療として推奨されています。

「院内デイケア」という検索ワードではエビデンスが集積されていないのが現状ですが，メ

タアナリシス[*3]ではCSTによって認知機能とQOLの改善が得られるとされています。しかしながら、そのプログラムや設定に関しては議論の余地があり、対象者やプログラム内容、頻度、施行時期に関しては、明確な解答が得られていないのが現状です。

これから研究を行う皆さんにとっては、CSTの先行研究をふまえ、プログラムの作成や課題を設定するとよいのではないかと思います。

研究のヒント

さて、ここでは私たちの病院で院内デイケアを導入し、現在取り組んでいる中で得られた経験から、今後の皆さんの研究のヒントになりそうな点を共有できればと思います。いわゆる「院内デイケア」というものの効果については、これまでエビデンスが蓄積されていませんが、どのような観点から介入の効果をとらえるとよいのでしょうか。

先ほど述べたCSTという文脈でとらえると認知機能・QOLの改善が示唆されていることから、この点は押さえる必要がありそうです。また、一般的に認知症患者の評価として推奨されているものとして認知機能や、QOLに加え行動・心理症状(behavioral and psychological symptoms of dementia)、ADLに関する評価が勧められています。これらをふまえ、研究の方向性としては認知機能の改善のみならず、多方面からの評価を試みる必要がありそうです。

*

対象者の選定についても、吟味する必要があります。院内デイケアを活用するにあたって、認知症で重要とされるパーソンセンタードケアの考えにもあるように、患者1人ひとりの個性や趣味、趣向といったものを考えたうえで、適応を検討することが必要です。

実際に院内デイケアを行ってみると、さまざまなケースに遭遇します。理学療法士が提供する個別のリハビリを拒否したり、病室やナースステーションでは落ち着かない方が、院内デイケアでは落ち着いて熱心にプログラムに取り組むといったケースがある一方で、集団生活を好まない方や、デイケアのような活動を嫌う方には逆効果になってしまう場面もみられます。

また認知機能が低下していても、ある程度社会性が残っている方は集団の中で過ごすことで他者と同調して落ち着いて過ごされるものの、重度に認知機能が障害されている方では場になじめず、逆に場の雰囲気を壊してしまったり、活動の内容を理解できずにプログラムに参加できないといった問題もみられています。

これらの経験から、院内デイケアはすべての認知症患者に適しているわけではないと感じています。院内デイケアの研究を進めるにあたっては、認知機能の水準をある程度そろえること、また最低限プログラムへの参加が可能な認知機能が残存していることが、対象者を選定する際に大切ではないかと考えられます。

院内デイケアの効果を検証する定量的な研究のみならず、個別性に着目したエスノグラフィー[*4]など質的な観察研究も望まれます。

そのほかにも今後の研究におけるアウトカムの指標としては、一般的に用いられる認知機能、行動・心理症状、ADL、QOLの評価のみならず、転倒率やアクチグラフ[*5]による活動量の変化、喫食状況や睡眠の変化などに着目してみるのも面白いのではないかと考えています。また当院で認知機能低下が示唆される患者の行動・心理症状に伴う医療者の介護負担を調べてみると、実に多くのスタッフが行動・心理症状に伴う介護負担を感じていました。恣意的にはなりますが、院内デイケアによって少しでも参加者の行動・心理症状を軽減し、医療スタッフの介護負担を減らせないかといった点も個人的には大変興味があります。

最後に

実際に院内デイケアを導入してみると、個別の症例ではデイケア参加によって落ち着きを得たり、笑顔が見られるといった場面に出合います。しかし残念ながら現状では、院内デイケアに明確なエビデンスと言えるものはありません。院内デイケアのエビデンスを構築するには、ラ

ンダム化比較試験(randomized controlled trial：RCT)[6]など厳密に統制された研究の実施によるデータの集積が望まれます。また研究に際しては，評価項目の選定や認知機能の重症度や患者個人の特性による適応について，吟味する必要があります。多くの方が院内デイケアに興味をもっている今，より質の高い研究が期待されています。

用語一覧

[1] アメリカで創り出された認知症患者とのコミュニケーション方法。患者を価値ある存在として認め，尊厳を強化することである

[2] The National Institute for Health and Clinical Excellence：NICE はイギリスの国立医療技術評価機構。その NICE が発行するガイドラインのことである

[3] ある程度似ている研究の複数の結果を統合し，ある要因が特定の疾患と関係するかを解析する統計手法。治療法の比較のために，複数の臨床試験結果をまとめる場合にも用いられている。1つひとつの研究の結果が矛盾している場合でも，たくさんの研究結果を解析することで，より総合的な評価をすることができる

[4] 特定の民族集団の文化・社会・環境など生きている世界についての具体的記述による研究

[5] 超小型加速度センサーで生活活動数の自動記録ができる

[6] 試験的操作を行う以外は公平になるように，対象の集団を無作為に複数の対象群に分け，その試験的操作の影響・効果を測定する比較研究法

Column

認知症リハビリテーションの研究と Evidence Based Medicine

柴崎　孝二 ● 医療法人社団弥生会 旭神経内科リハビリテーション病院 医師

認知症を有する人へのリハビリテーション研究報告は年々増加していますが，多くが認知症を有さない人と比べ，リハビリテーションでの身体機能の回復が遅いというものです。さらに大腿骨近位部骨折患者の20～30％に認知症が認められ，認知症を有していると術後に肺炎，尿路感染，創部感染などの感染症や，褥瘡，せん妄のリスクが高く，リハビリテーションを敬遠されると報告されてます。

一方で，スウェーデンのグループは多職種連携を行い，認知症者にリハビリテーションプログラムを提供することで認知症を有していても，認知症を有していない人と同等の機能回復ができる可能性を報告しています[1]。

認知症には中核症状と，認知症に伴う行動・心理症状（behavioral psychological symptoms of dementia：BPSD）の2つの症状があります。認知症患者が何らかの急性期疾患で入院すると中核症状の認知機能は低下し，行動・心理症状の頻度は増加します。認知症者のリハビリテーションは日常生活動作（activities of daily living：ADL）の改善に加え，中核症状と，行動・心理症状の改善のために介入を行います。

中核症状については，65歳以上のアメリカの地域在住者2929人を対象とした研究において，入院をしたことのない人に比べ，重症でない入院では1.4倍，重症の入院は2.3倍認知症を発症するリスクが上昇すると報告されています[2]。一方で，その後リハビリテーションを行うことで認知機能は緩やかに回復することも知られています。

行動・心理症状は認知症患者が入院したとき，約3割に起こり，そのうち2/3は退院時まで持続し，1/3は改善します。行動・心理症状に対する治療にはパーソンセンタードケア，音楽療法，環境調整などの非薬物療法や抗精神病薬，抗うつ薬などの薬物療法があります。入院の契機となった原疾患に対するリハビリテーションに加え，行動・心理症状に対する治療プログラムを行うことは行動・心理症状を有している人だけでなく，行動・心理症状がない人にも，新たな症状発症抑制のために重要です。

行動・心理症状に対する治療は身体機能回復を促す可能性も示唆されています。わが国の大腿骨近位部骨折者の報告では認知症を合併した471名のうち，行動・心理症状が認められなかった人，あるいは行動・心理症状を認めたが，リハビリテーション入院中に行動・心理症状が改善した人は，認知症のない対照群288名と比較し，ADL指標のfunctional independence measure（FIM）がそれぞれオッズ比0.99（95％ CI：098-1.01），1.02（95％ CI：1.00-1.04）と同等の回復を認めました[3]。認知症リハビリテーションでは，ADL，中核症状，BPSDの改善が期待され，今後はさらにその方法に対するevidence based medicine（EBM）の蓄積が必要と考えられます。また認知症の重症者は，軽症例と比較し行動・心理症状が遷延し，ADLの回復が遅いとされています。重症者への適切な認知症リハビリテーションの確立も期待されます。

参考文献

1) Stenvall M et al.：A multidisciplinary intervention program improved the outcome after hip fracture for people with dementia--subgroup analyses of a randomized controlled trial, Arch Gerontol Geriatr, 2012；54(3), e284-9.

2) Ehlenbach WJ et al.：Association between acute care and critical illness hospitalization and cognitive function in older adults, Jama, 2010；303(8), 763-70.

3) Shibasaki K et al.：Rehabilitation strategy for hip fracture, focused on behavioral psychological symptoms of dementia for older people with cognitive impairment：A nationwide Japan rehabilitation database, PLoS ONE. 2018；13(7), e0200143.

Part

2

リハビリテーション・プログラムを
実践するために

1　健康の定義と認知症ケアの基礎となる考え方

2　レクリエーションの目的とプログラムの実際

Column　認知症患者に対する運動プログラムの紹介

Part 2 ▶ 1

健康の定義と認知症ケアの基礎となる考え方

　私たち医療職には，「健康」は非常に大切なものだという認識があると思います。しかし，健康についてそれぞれがもつイメージはまちまちかもしれません。健康とはいったいどのような状態を指すのでしょうか？　「健康の定義」について以下に述べていきたいと思います。

1.世界保健機関（WHO）の定義

　世界保健機関（World Health Organization：WHO）の憲章では，「健康とは単に病気でない，虚弱でないというのみならず，身体的，精神的そして社会的に完全に良好な状態を指す」[1]と定義されています。

　すなわち，健康であるためには，肉体的に病気や障害を有していないだけでなく，精神的，社会的にも快適な状態である必要があり，一般的に考えられがちな「病気でなければ健康である」という考えは，WHOでは否定されています。

　また，逆に肉体的，精神的ならびに社会的に快適であれば健康であるという考えに立つと，「肉体的，精神的に障害を有していても健康である」ことも可能であるとも考えられます。

　ここで，参考となる概念が，障害に関する国際的な分類としてWHOで採択された「国際生活機能分類－国際障害分類改訂版－（International Classification of Functioning, Disability and Health：ICF）」です。

2.ICFの定義

　ICF[2)3)]は，健康状況と健康関連状況を記述するための，統一的で標準的な言語と概念的枠組みを提供することを目的に，人間の生活機能と障害について「心身機能・身体構造」「活動」「参加」の3つの次元および「環境因子」などの影響を及ぼす因子で構成されています。

　ここでいう，「心身機能」とは，身体系の生理的機能（心理的機能を含む）であり，「身体構造」とは，器官・肢体とその構成部分などの，身体の解剖学的部分です。

　次に「活動」とは，課題や行為の個人による遂行のことであり，「参加」とは，生活・人生場面（life situation）へのかかわりのことです。

　最後に，「環境因子」とは，人々が生活し，人生を送っている物的な環境や

社会的環境，人々の社会的な態度による環境を構成する因子を表します。

これまでの「WHO国際障害分類(International Classification of Impairments, Disabilities and Handicaps：ICIDH)」が身体機能の障害による生活機能の障害(社会的不利)を分類するという考え方が中心であったのに対し，ICFはこれらに環境因子という観点を加え，たとえば，バリアフリー環境とそうでない環境における生活の質の違いを評価できるように構成されています。

このような健康状態を広い視野でとらえる考え方は，今後，障害者へのサービスはもとより，全国民の保健・医療・福祉サービス，社会システムや技術のあり方の方向性を示唆しているものと考えられます。また，こうした特徴をもつICFを活用することによって，さまざまな障害者に向けたサービスを提供する施設や機関などで行われるサービスの計画や評価，記録などにおいて，障害者本人の望む生活を実現するための実際的な手段を提供することも可能になると考えられます。

ICFの構成要素間の相互作用についての現在の理解をよりよく視覚化するために，図1に概念図を示します。

この図式では，「心身機能・身体構造」「活動」「参加」のいずれかの領域における個人の生活機能は「健康状態」と「背景因子(すなわち，「環境因子」と「個人因子」)」との間の，相互作用あるいは複合的な関係と見なされます。そのため，1つの要素に介入すると，その他の1つまたは複数の要素を変化させる可能性があります。

たとえば，ある高齢者(「個人因子」)が家族との同居のため転居して友人がいなくなり(「環境因子」)，家に閉じこもりがちになって(「参加」)，体力が落ち(「心身機能・身体構造」)，転倒してけがをした(「健康状態」)などの関係となります(図2参照)。すなわち1つの要因(因子)の変化により，健康状態自体が変化することすらあります。

したがって，「機能障害」から「能力の制限」や「活動の制約」を推定するだけでなく，「心身機能・身体機能」「活動」「参加」「環境」「個人」それぞれの構成要素に関するデータを個々に収集し，その後にそれらの間の関連や因果

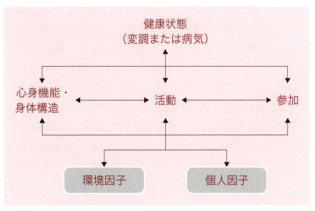

図1　ICFの構成要素間の相互作用
　　　(厚生労働省「健康日本21(総論)　第2章　健康増進施策の世界的潮流」)

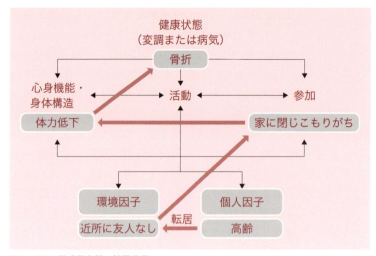

図2　ICFの構成要素間の相互作用
（厚生労働省「健康日本21（総論）　第2章　健康増進施策の世界的潮流」より，一部改変）

関係について双方向から調査することが重要となります。

　以上のように，健康に関する各要素をもれなく記載し，それらの関係性について理解すれば，すべての構成要素を有効活用することができます。

　例として，図2にさらに，次の情報を加えてみましょう。

　まず，「心身機能・身体構造」の項目には「体力低下」に加えて，「体の硬さ」（身体機能），「意欲低下」や「食欲減退」（精神機能）があったとして図に書き加えます。一方，心血管系や呼吸器・消化器などの機能には異常が見つかっていません。

　続いて，「活動」では，「立ち上がり困難」になり，「屋外の移動が不自由」になっていますが，セルフケアや調理は自立されています。

　「参加」では，「家に閉じこもりがち」なため「人間関係の構築困難」「近所づきあい希薄」で，「新たな友人をつくるための出会いが少ない」です。ただし，「同居家族との関係は非常に良好」です。

　「環境因子」は「近所に友人なし」に加え，「平日は日中独居」で，「近所の地理に不慣れ」で「坂の多い環境」だが「自宅はバリアフリー」だとします。

　最後に「個人因子」では，「高齢」「独身」に加え，「編み物が趣味」で「内向的」とします。以上を図示すると図3のようになります。

　このようにまとめてみると，図2で挙げたある高齢者のおかれている状況がより理解されやすくなるかと思います。ここで大事にしたいのは，各構成要素の「負の側面（図3の各要素の左側部分）」のみをとらえるのではなく，「正の側面（右側部分）」も取り入れることで，対象者に対して前向きな表現をすることができるということです。この「正の側面」を活かした支援をすることができれば，本人の望む生活を実現することも可能になると考えられます。たとえば，個人因子の「編み物が趣味」を媒介に「編み物サークルに参加」して「友人」をつくったり，休日に「家族」と散歩して「体力づくり」をしたり，「近所の地理を覚えたり」することもできるかと思います。

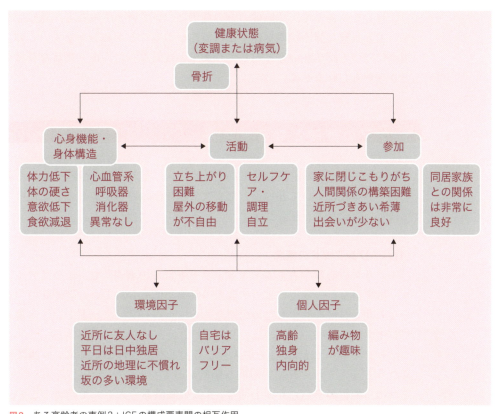

図3 ある高齢者の事例2：ICFの構成要素間の相互作用
（厚生労働省「健康日本21（総論） 第2章 健康増進施策の世界的潮流」より，一部改変）

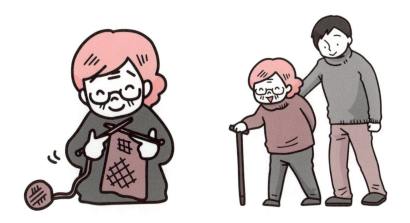

これらをふまえて，認知症の方の健康について考えてみると，認知症を有していても良質な健康状態を保てる可能性があることがわかります。このような視点に立つと認知症の方に対して今までとは異なった，より良質な看護を提供できるかもしれません。

3. ケアの基礎となる考え方

WHOの「健康の定義」，「ICFの概念」をふまえ，広い視野をもった認知症の方への看護について述べました。次に認知症の方へかかわる際に知っておいてほしい概念などを紹介します。

(1)パーソンフッドの概念

イギリスの心理学者トム・キットウッドはその著書[4]で，かつてアルツハイマー犠牲者などの表現によって個人の価値を低められていた認知症の方を，完全な人間として理解するための概念として，パーソンフッドという言葉を用いています。

パーソンフッドとは，「その人らしさ」と直訳されていますが，西洋哲学的にいうと「人それぞれに絶対的な価値がある」という考えに基づいています。それは，障害の有無にかかわらず，1人の価値ある人として認めること，尊重，信頼を意味しています。

キットウッドがパーソンフッドを唱えた頃のイギリスでは，身体的であっても精神的であっても，ある種の重い障害をもつ人を排除する風潮がありました。これに対してキットウッドは，「基本的問題は，認知症の人びとを変えたり，認知症の人びとの行動を『管理する』ことではない。本当の出会いが起こり，生きいきとした関係が作られるように，わたしたち自身の不安や防衛心を乗り越えて進むことにある」[5]と述べています。

このパーソンフッドの概念を中心としたケアを行うことが，次で説明するパーソンセンタードケアになります。

(2)パーソンセンタードケア

「パーソンセンタードケア」は「認知症患者の言動を，患者の立場で考えようとする対応」と訳されます[6]。前述のトム・キットウッドが提唱した，「認知症をもつ人を"1人の人"として尊重し，その人の立場に立って考え，ケアを行おう」という考え方です[7]。

当時のイギリスでは，認知症の人＝「何もわからなくなり理解不能な行動をする人」という考え方が主流で，施設で行われているケアといえば，おむつ交換や入浴介助をただ時間どおりに行う，流れ作業的な内容でした。それがどんなに認知症の人の尊厳を傷つけているのかを，キットウッドは長期間にわたる観察研究から見出し，さらに，尊厳を傷つけることが結果的に，認知症の症状を悪化させてしまうことも指摘しました。

認知症をもつ人に対して，見下す態度や無視，隔離，拘束といったことが日

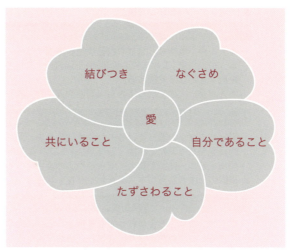

図4　認知症をもつ人の主な心理的ニーズ
（Tom Kitwood著，高橋誠一訳：認知症のパーソンセンタードケア
——新しいケアの文化へ，クリエイツかもがわ，2017，p.142．）

常的に行われていると，その人は怒りが蓄積し余計に行動・心理症状がひどくなり，それを通り越すと無力感におそわれ，生きる意欲もなくしてしまうことになるのです。キットウッドは，それらは認知症の症状改善を妨げる大きな問題であると，警鐘を鳴らしました。人を物のように見なしたり，効率重視でルーティンをただこなしていくような認知症ケアでは，症状はよくなりませんし，結果的にケアを提供しているスタッフまでも疲弊させてしまい，誰も救われません。ルーティンのケアではなく，認知症をもつ人の「個性」や「人生の歩み」に焦点をあてたケアにシフトすべきである，というのがキットウッドの主張です。

　認知症をもつ人は，記憶障害が進み，うまく自分の意思を伝えられなくなっても「自分らしくありたい」「人と結びつきたい」「共にありたい」「好きなこと，興味のあることに携わりたい」「心安らかにくつろいでいたい」という5つの大きなニーズをもっています（図4[8]）。図のとおり，それらのニーズは愛という中心的ニーズに向かって重なり合っています。1つのニーズを満たすことが，その他のニーズを満たすことにもなります。その好循環が，精神的に傷つきやすく，ほとんど子どものように隠さずに「愛」を求める認知症をもつ人にとってのすべてのニーズを満たす状態，すなわち「愛」というニーズを満たすことができると考えられます。

　したがって，認知症をもつ人にも「自分の人生を自分で生きたい」「個人として他者に受け入れられたい」という誰もがもっている基本的な欲求があるということをまず認識し，ケアに活かすことが大切なのです。

(3) センター方式

　認知症の方のためのケアマネジメントとして，国内では，認知症介護研究・研修センターの「センター方式」が広まりつつあります。
　センター方式は，「認知症の初期から終末期に至るまで，高齢者1人ひとり

表1 センター方式の5つの視点

①その人らしいあり方
・本人の声，気持ち，希望や自己決定を重視する ・本人の人生史（これまでの物語）や生活習慣，趣味や好み，暮らし方，個性を知り，それらが継続できるよう支援する ・本人が長い人生で培ってきた人間性や人生観，誇りを最大限尊重する
②その人の安心，快
・暮らしのなかの困っていることや生活障害を軽減させる ・想像を超える不安と不快，苦痛やストレスを取り除く ・環境を整え，体調を整え，安らぎや心地よさをつくる ・周囲の介護者自身が本人を脅かす存在にならないこと
③暮らしのなかでの心身の力の発揮
・本人なりのなじみの暮らし方を重視し，心身の力の発揮や役割を持てる面を増やす ・できること，わかることに注目し，自信や誇りを回復
④その人にとっての安全・健やかさ
・暮らしのなかのリスクを見極め安全を確保する ・日々の体調変化のサインを見逃さず，早期発見と健康維持に努める
⑤なじみの暮らしの継続
・これまでの暮らしと暮らし方の維持 ・家族との関係性，地域とのなじみの関係性を保持 ・可能な限り住み慣れた家や地域で暮らせるよう，継続的・包括的支援を行う

（認知症の人のためのケアマネジメント　センター方式-利用ガイド-）

の尊厳を支えるこれからの認知症ケアの考えに基づき，在宅，施設を通じた利用者中心の継続的なケアを実現すること」，「ケアマネージャー，ケア担当者はもとより，利用者や家族を含めて，関係者がもつ情報や気づき，ケアの具体策などを，あくまでも利用者を中心に集約・継承しながら良質なケアを提供すること」[9]を，ねらいとしています。やや難解な言い回しですが，簡単にいえば，認知症があってもその人らしさを尊重したケアを行い，生活が送れるようにしましょう。そのために，ケアに携わる人が協力し実践し続けられるような統一されたケアマネジメント法が「センター方式」です。

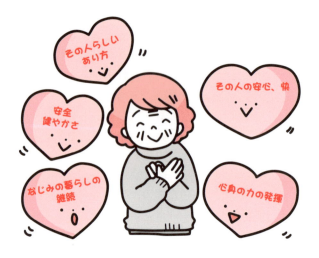

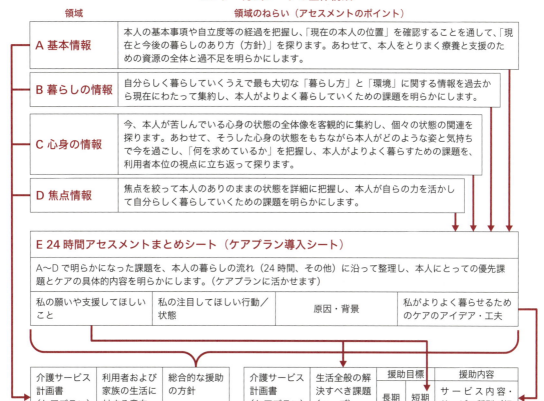

表2 センター方式の全体構成

　5つの視点をもう少し具体的な行動目標に落とし込むと，それぞれ次のようになります（表1[10]）。

　センター方式では，この5つの視点に則って，ケアのさまざまな場面で活用可能な各種シートが作られています。大きく「A基本情報」「B暮らしの情報」「C心身の情報」「D焦点情報」「Eまとめ」に分けられています（表2[10]，表3[10]）。

　たとえば，「B　暮らしの情報」のカテゴリにある「B-2：私の生活史シート」は，一日の過ごし方を24時間記録できるようになっています。

　また，「C　心身の情報」のカテゴリにある「C-1-2：私の姿と気持ちシート」は，認知症の方が言った言葉，家族の言葉，ケアスタッフが気づいたことを，認知症の方を主人公の「私」にして書き留めておくためのものです。「私の不安，苦痛，悲しみは……」「私がやりたいことや願い，要望は……」など，いくつかの項目があります（表4[10]）。

　これを，医療関係者やケアスタッフに書いてもらうと，「自分がケアしている認知症患者さんのことをわかっているつもりで意外とわかっていなかった」といった気づきの声がよく聞かれます。

　こうしたシートの活用は，ケアに携わるスタッフや家族が患者本人のプロフ

1…健康の定義と認知症ケアの基礎となる考え方　　29

表3 【センター方式シート一覧】

■Aシート群基本情報
A-1：私の基本情報シート
A-2：私の自立度経過シート
A-3：私の療養シート
A-4：私の支援マップシート

■Bシート群暮らしの情報
B-1：私の家族シート
B-2：私の生活史シート
B-3：私の暮らし方シート
B-4：私の生活環境シート

■Cシート群心身の情報
C-1-1：私の心と身体の全体的な関連シート
C-1-2：私の姿と気持ちシート

■Dシート群焦点情報
D-1：私ができること・私ができないことシート
D-2：私がわかること・私がわからないことシート
D-3：生活リズム・パターンシート
D-4：24時間生活変化シート
D-5：私が求めるかかわり方シート

■Eシート
E：24時間アセスメントまとめシート（ケアプラン導入シート）

（認知症の人のためのケアマネジメント　センター方式−利用ガイド−）

ィールやその時々の感情，思いを書き込むことで客観的に受け止め，どうしたら本人にとってよいのかを冷静に考えるのに非常に有効です。

それだけではなく，本人の残存機能，言い換えれば「可能性」を見つける役にも立ちます。

「行動・心理症状」が出現すると，周囲からはとかく「手に負えない」「話が通じない」と思われがちで，ケアにも消極的になりがちです。とにかくトラブルが起こらないようにしさえすれば，と本人の意思を無視して行動範囲を狭めたり，禁止事項を増やしたりしてしまうものです。

確かに，「行動・心理症状」のある認知症の方のケアは負担が大きいものであり，そうしたい気持ちもわかりますが，それが本人のストレスとなり余計に症状がひどくなったり，周囲は対応に追われ常にぴりぴりとしていなければならず疲弊したりして，結局は本人にも周囲にもメリットがない，ということにもなりかねません。

しかしシートに書き込みをしていくと，認知症の方が決して「何もできない」「何も興味を示さない」わけではないことがはっきりします。

朝一杯のコーヒーを楽しみにしているとか，窓辺の鉢植えを眺めるのが好き，など，趣味や娯楽とまではいえなくても，本人が快いと感じる物事は，実は意外とたくさん，日常の中にちりばめられているのです。

反対に，本人が不快に思うような物事も，シートに記すことではっきりしてきます。たとえば，「自由にさせてほしい」「自由に食べさせてほしい」という

表4　C-1-2　心身の情報(私の姿と気持ちシート)

C-1-2 心身の情報(私の姿と気持ちシート)　　名前　　　　記入日　年　月　日　記入者

◎私の今の姿と気持ちを書いてください。
※私のありのままの姿を書いてみてください。もう一度私の姿をよく思い起こし，場合によっては私の様子や表情を
　よく見てください。
　様々な身体の問題を抱えながら，私がどんな気持ちで暮らしているのかを書き込んでください。

私の姿	
私の不安や苦痛，悲しみは・・・	私が嬉しいこと，楽しいこと，快と感じることは・・・
私の介護への願いや要望は・・・	私がやりたいことや願い，要望は・・・
私が受けている医療への願いや要望は・・・	私のターミナルや死後についての願いや要望は

(認知症の人のためのケアマネジメント　センター方式－利用ガイド－)

1…健康の定義と認知症ケアの基礎となる考え方　　31

のが口癖だったりすれば，今の環境がその人にとってかなり窮屈に感じられている現れではないかと推察されます。こうした口癖も，周囲には「またいつもの愚痴を言っている」などと受け流されてしまいやすいものです。しかしそれを書き留めて「可視化」すれば，単なる愚痴と思える言葉も，よりよいケアのための立派な「情報」となるのです。

❶情報共有による連携

さらに，シートという目に見える形にすることで，スタッフや家族と情報の共有化がしやすいのもメリットといえます。

「行動・心理症状」が出現したり頻発したりしやすくなる認知症の中期〜後期にかけては特に，施設でのチームによるケアが症状軽減に有効だと考えています。脳だけでなく，体のさまざまな機能が低下し，かつ精神症状も出やすいので，それぞれのスペシャリストが連携し合って1人の患者さんを支えていく，という考え方です。

そうなると，自ずと情報の共有化が必要になります。しかし「チームで支える」風土がその施設にないと，インフラがあっても単なる連絡板のようになってしまい，その情報をケアに活かそうとする流れになりにくいのではないでしょうか。

認知症の経過の中で，早期発見を含め，適切な支援がないのとあるのとでは，同じ年月でもその中身に大きな差が出ます。適切な支援がなければ，早いうちから症状が多発かつ増悪が早く，本人の自立度は急激に低下し，本人も家族も苦しむことになります。反対に，適切な支援があれば症状の多発も増悪も緩やかで，治療計画やケア内容などの対策も立てやすく，本人も家族も負担が減ります。

適切な支援を行うには，まず認知症の本人のことを知る，これに尽きます。本人の思いや感情をおきざりにして，教科書どおりのケアをしていてもうまくいきません。

「行動・心理症状」に介護者が1人で対応するには，たいへんな労力が必要です。しかし，家族で，医療チームで，地域で協力し合うことができるようになれば状況は変わってくると思います。センター方式のシートは，この両方にとって有用であるといえるでしょう。

❷生活歴の確認

生活歴はセンター方式でも重要視されており，コアになるシートの1つとして「B-2：私の生活史シート」を用意しています(表5[10])。

このシートのねらいは，本人の「その人らしさ」や「力の発揮」「安心」などを支えるうえで，本人が生きてきた歴史(生活史)やなじみの仕事，話題，過ごし方を知ることにあります。

このシートなどを参考に，本人のなじんだ暮らし方と現在との違いを見直し，「その人らしさ」や「安心・快」「力の発揮」「安全・健やかさ」のために，なじんだ暮らし方を一部でも再現するかかわりができないかを検討することが重要です。

表5　B-2 暮らしの情報(私の生活史シート)

B-2 暮らしの情報(私の生活史シート)	名前　　　　　記入日　年　月　日　記入者

◎私はこんな暮らしをしてきました。暮らしの歴史の中から，私が安心して生き生きと暮らす手がかりを見つけてください。
※わかる範囲で住み変わってきた経過(現在→過去)を書きましょう。認知症になった頃に点線(・・・・)を引いてください。

私の生活歴(必要に応じて別紙に記入してください)

年	月	歳	暮らしの場所	一緒に暮らしていた主な人	私の呼ばれ方	その頃の暮らし・出来事	私の願いや支援してほしいこと
年	月						
年	月						
年	月						
年	月						
年	月						
年	月						
年	月						
年	月						
年	月						
年	月						
年	月						
年	月						
年	月						
年	月						

私がしてきた仕事や得意な事など	私の好む話，好まない話	

一日の暮らし方

長年なじんだ過ごし方	現在の過ごし方	
時	時	
時	時	
時	時	
時	時	
時	時	
時	時	
時	時	
時	時	
時	時	
時	時	
時	時	
時	時	
時	時	

(認知症の人のためのケアマネジメント　センター方式－利用ガイド－)

1…健康の定義と認知症ケアの基礎となる考え方　33

引用文献

1) 厚生労働省：健康日本21（総論）第2章健康増進施策の世界的潮流〈2019年6月閲覧，https://www.mhlw.go.jp/www1/topics/kenko21_11/s0.html〉.
2) 厚生労働省（2002年），国際生活機能分類－国際障害分類改訂版－（日本語版）の厚生労働省ホームページ掲載について〈2019年6月閲覧，https://www.mhlw.go.jp/houdou/2002/08/h0805-1.html〉.
3) WHO：国際生活機能分類－国際障害分類改訂版－，中央法規，2002.
4) Tom Kitwood著，高橋誠一訳：認知症のパーソンセンタードケア──新しいケアの文化へ，クリエイツかもがわ，2017，p.142.
5) 前掲4）p.29.
6) 旭俊臣：早期発見＋早期ケアで怖くない　隠れ認知症，幻冬舎メディアコンサルティング，2018，p183.
7) 前掲6）p.183-184.
8) 前掲4）p.142.
9) 認知症介護研究・研修東京センター，認知症介護研究・研修大府センター他編：三訂　認知症の人のためのケアマネジメント　センター方式の使い方・活かし方，中央法規，2011，p.13-14.
10) 認知症介護情報ネットワーク：認知症の人のためのケアマネジメント　センター方式関連シートの全体構成とねらい〈2019年6月閲覧，https://www.dcnet.gr.jp/study/centermethod/center01.php〉.

Part 2 ▶ 2

レクリエーションの目的とプログラムの実際

1. レクリエーションについて

(1)レクリエーションとは

　レクリエーションは「生活を豊かにすること」「余暇活動」ともいわれます。生活の中で絶対に必要な活動ではありませんが，日々の生活の中にある自由な時間をただぼんやりと過ごすことが多くなったとしたら……。しばらくはよいかもしれませんが，だんだんとつまらなく退屈に感じてきそうです。

　高齢になると生活面などで多くの不自由さを感じたり，退屈だと感じる時間が長くなる方も多いでしょう。誰もが「生活が豊かになる」ような，充実した「余暇活動」ができるわけではありません。病院や施設で生活を送る高齢の方から，「退屈なんだけど。どうして私はここにいなければいけないの？」と聞かれたことがあるスタッフは多いのではないでしょうか。そして，退屈さは次第に，「何かをしたい」という意欲も奪ってしまいます。

(2)レクリエーションの目的

　レクリエーション(以下，レク)の目的は，基本的には「楽しむこと」だと思います。そのうえで日中の活動量を上げる，覚醒を促す，発話を促す，気分転換などの目的が明らかになるのではないでしょうか。また，目的を明らかにすることは，レクに参加した結果を分析・検討することにつながります。望むような結果が得られない場合は，レクの内容を変える必要があるかもしれません。

(3)レクリエーションの効果

　医学博士の大田は「心が動けば，身体が動く」[1]と述べています。筆者は，心を動かす手段の1つがレクではないかと思います。楽しんで参加しているうちに，「いつの間にか運動していた」「目が覚めた」「歌っていた」などの変化が見られます。また，集団で行うレクであれば，そこに他者との交流が生まれます。孤独になりやすい高齢の方にとって大切な効果の1つだと考えます。レクを通して，患者の意外な一面を発見することは，スタッフにとってもプラスになります。スタッフはつい「患者の○○さん」という視点で相手の方を見てしまいますが，レクで見られるのは「歌が好きな○○さん」「物知りな○○さん」「意外と周りをよく見ている○○さん」です。つまり，その患者の人間らしさが感じられる機会が多いのです。

　たとえば，歌が好きな患者がケアに拒否を示したとき，歌をきっかけにしてケアの内容を説明するなど，レクで見られた患者の好みが日頃のケアにつなが

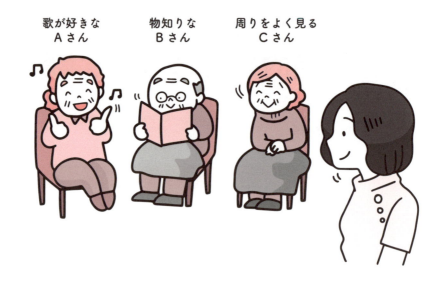

ることがあります。ケアがうまくいくとスタッフの成功体験につながり、最終的にスタッフにとってプラスにつながるのではないかと考えます。

　これはレクの事例ではありませんが、当院ではコーヒータイムを設けています。その中でコーヒー好きがうかがえる患者がいました。この方は栄養補助食品を摂る必要がありましたが、味が好みでないため毎回残していました。そこでキャラメル風味の栄養補助食品をコーヒーで割ったものを提供すると、残さずに飲んでおられました。患者の好みを知り、それをケアにつなげた例の1つです。

(4) レクリエーションの計画作成

　まずはレクのために使用できる資源(人・物・場所)を明らかにしてから計画を立てます。レクを提供するスタッフの人数と役割、場所は大切な要素です。この3点が明確でないと、参加者の人数は決められません。参加者の病態によっても必要なスタッフの人数は増減します。また、レクの内容によっても参加できる患者の人数は変化します(表1)。

　ただし「レクを行うこと」が前提となっていて、レクの内容についてはきめ細やかな計画が立てられないこともあると思います。レクを専門的に学ぶ職種は少なく、何が効果的なレクなのかは実際に行ってみてわかることが多いのではないでしょうか。さまざまなレクを実践すると、その場所における適切なレクの内容が明確になっていきます。いずれにしても患者の安全を確保することが重要なので、死角を作らない、動線の確保などの環境調整が必要です。

❶スタッフの人数、場所が非常に限られる場合

　スタッフが1名で、ナースステーションなどの限られた空間で行う場合は、参加する患者は1名になります。こうした場合のプログラムは言語的なもの(しりとり、雑談など)、机が使えるなら折り紙などの作品作りも可能です。裏紙を切ってメモ用紙作成もよいでしょう。

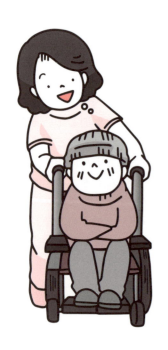

表1　レクリエーションの計画作成

	①ごく小規模なレク	②小規模なレク	③大規模なレク
スタッフの人数・役割	1名	2名 リーダー	4名以上 リーダー，サブリーダー
場所	ナースステーション （非常に限られた空間）	空き病室など （あまり広くない空間）	デイルームなど （活動をするための空間）
参加者の人数	1名	5名以内	30名以内
実際のプログラム	○しりとり ○雑談 ○折り紙 ○新聞を読む ※身体を大きく動かすようなプログラムはあまり適切でない	○集団体操（ペアマッサージ） ○風船バレー ○回想法 ※複数いるからこそ効果の上がるプログラムを選択する	○RO ○各種ゲーム（チーム対抗戦が可能） ※外部からのボランティアを誘致

※あくまで参考であり，実際のプログラムについてはいろいろな可能性がある

❷スタッフの人数，場所がある程度確保できる小規模レクの場合

　スタッフが2名で，空き病室などを利用できる場合は，参加する患者は5名以内が望ましいと考えます。スタッフの力量や，患者の病態にもよりますが，充実した内容を望むのであれば，参加者は少ない方がよいと思います。こうした場合のプログラムは，体を使うものを取り入れることができます。体操はもちろん，風船バレーなど，ゲームの要素が入ったものもよいと思います。参加者が複数いるので，体操の中にペアマッサージなど，他者がいるからこそできるものを取り入れるとよいかもしれません。ただ，体に触れることは非常にデリケートな行為でもあり，患者によってはスタッフやほかの患者の顔を覚えることができないため，知らない人に体を触られていると感じてしまう場合もあります。そのため，強い嫌悪感や拒否を示す方もいます。無理強いせず，初回は難しかったものの，何回か参加してからなら大丈夫なのか，同性なら大丈夫か，スタッフ相手なら大丈夫か，握手はどうか，肩に触れるのは可能かなど，段階を踏んで導入することが必要な場合もあります。また，言語的なプログラムであれば回想法もよいでしょう。10名を超えるグループでの回想法では，1人につき1回の発言が精一杯になりがちです。それでは昔の記憶を思い出すことは可能でも，他者と共有する時間が不十分です。5名くらいのグループであれば，ゆっくり記憶を引き出し，なおかつその記憶を他者と共有する時間の余裕が生まれます。

❸スタッフの人数，場所が十分に確保できる場合

　スタッフにレク専任者が入り，サポートするスタッフも参加し，十分な広さのスペースが確保できるのであれば，10名以上の参加者の対応が可能になります。また，内容はレク専任者の知識を活かしたものを行うことができます。全スタッフがサポートに回り，外部からのボランティアを受け入れることも可能です。いろいろなことに挑戦が可能な反面，スタッフ間の意思統一が大切になります。リーダーにお任せで，言われたことしか動かないスタッフばかりでは質のよいレクは提供できません。役割分担は必要ですが，それ以上にどのような目的をもちレクを提供しているのか，スタッフ間でのミーティングが重要

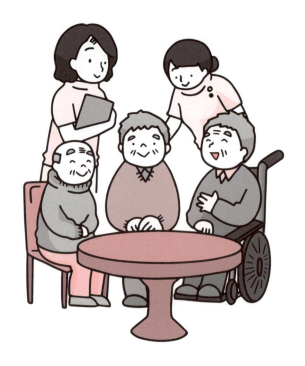

になってきます。

(5) 計画の実行

　レクを行う際は，進行とサポートの役割を明確にするとやりやすくなります。また，予期しない事態(事故ではなく，ハプニングという意味で)が起こったときに，どう対処していくかも大切です。予期しない事態を，その場でレクの中に組み込めれば理想的です。そして，レク終了後にその対処が適切だったか振り返りを行うとよいでしょう。

　当院で実際にあった事例ですが，吹奏楽のボランティアの方が演奏をしているとき，それまでは席に座って演奏を聴いていた患者が突然立ち上がり，指揮を始めたことがありました。スタッフは驚いて，着席を促しましたが，ご本人は楽しそうに指揮を続けています。そこで転倒などの危険がないようスタッフがそばにつくことにしました。曲が終わると，その方は指揮をやめ，席に着きました。その後，アンコールのとき，その方に目立つ場所へ移動していただき，指揮をされた曲をリクエストしました。すると満面の笑みで指揮をされ，とても楽しそうな時間を過ごしていただけました。

　後で伺うと「特に音楽の素養はなかったが，孫が音楽にかかわる活動をしていたので，家で指揮者の真似事をしたことがあった」ことがわかりました。突然の立ち上がりは転倒の危険もあり，対応の必要があります。一方，その方が立ち上がった理由は指揮をすることで演奏に能動的にかかわりたいからであると推測されました。そこで強いて着席を促すことはせず，その曲が終わるまではそばで見守りをしました。さらに，アンコールでその方が指揮をした曲を選び，安全な場を設け，曲の最初から指揮をしていただきました。これは立ち上がりをその場限りのハプニングにするのではなく，この方の楽しみをその場の

全員で共有するための対応です。

　こうしたハプニングなどの振り返りを重ねていくことで，レクの意味や意義が周囲に浸透していくのではないかと思います。患者の行動をスタッフ側の理由で制限する前に，目の前の方がなぜ今そうした行動をしているのかに着目し援助すると，患者にもスタッフにも新たな発見があるかもしれません。

(6)計画の評価について

　現在，集団活動を評価する指標はほとんどありません。その中で，客観的なデータにより信頼性・妥当性が明確になっているのが「東大式観察評価スケール」[2]です。参加者1人ひとりを評価する形式になっています。

　ただし，このスケールによって評価するにはまとまった時間が必要です。レクに10名以上参加者がいる場合は，まず定性的評価を残す，レク後にスタッフ同士のミーティングをもち，振り返りを行うことが必要だと考えます。

(7)レクリエーション援助の実際

❶参加呼びかけの方法

　当院ではレク実施月の1カ月前には1カ月分のプログラムカレンダー（図1）を立案しています。これは，カレンダーに書き込んで食堂に掲示しているので誰でも見ることができます。毎日何かしらのレクを行う場合は，曜日ごとにプログラムを立てると楽です。また，時間帯を決めて行う方が動きやすいです。あらかじめこのような枠づけをし，当日レクの時間が始まる前に患者に声をかけ，参加を促します。ポイントとしては何をするのかを具体的に伝えることです。「これからレクをします」ではなく，「これから折り紙で作品作りをします。

12月 時間：14：00～15：00 場所：3階病棟食堂						
日	月	火	水	木	金	土
		1日	2日	3日	4日	5日
		映画鑑賞	音楽療法	折り紙		カラオケ
6日	7日	8日	9日	10日	11日	12日
	風船バレー	映画鑑賞	投扇興		アロマトリートメント	カラオケ
13日	14日	15日	16日	17日	18日	19日
	臨床心理士（現公認心理師）のプログラム	映画鑑賞		折り紙		カラオケ
20日	21日	22日	23日（天皇誕生日）	24日（クリスマスイブ）	25日（クリスマス）	26日
	風船バレー	映画鑑賞	クリスマス会		アロマトリートメント	カラオケ
27日	28日	29日	30日	31日（大晦日）		
	作業療法士のプログラム	映画鑑賞				

図1　プログラムカレンダー

2…レクリエーションの目的とプログラムの実際　39

やってみましょうか」というように声かけします。

　また，大きな行事を行う場合はカレンダーとは別にポスターを作成します。作成は患者と一緒に，作品作りとして行うこともあります。このポスターは廊下に貼り，患者だけではなく，ご家族の方も見ることができるようにしています。

❷事前準備

　数日前から準備する必要があることと，当日の準備で十分なことに分けられると思います。いずれにしてもレクの全体像が把握できるスタッフがいないと準備が滞ります。同じレクを複数回行うと，準備するものが把握しやすく，また短時間で準備できるようになります。そうした意味でも，曜日ごとにレクを設定することは効率化につながります。

❸参加者のグループ分け

　レクの内容によって参加者を複数のグループに分ける必要がある場合は，可能であればパワーバランスを均等にすると盛り上がり，勝敗を決するレクであれば，結果が予想しづらくなり，楽しみが増します。そのためには，レク実施スタッフの中に普段の患者の様子がよくわかっていて，なおかつレクの内容も知っている人が必要になります。

❹導入時の説明のポイント

　レクに参加する患者に目的を伝えることが大切です。その際，できるだけわかりやすく説明することが必要になります。導入時だけではなく，アクションを起こす際にはなぜそれをするのか，説明を織り交ぜながらできるとよいと思います。

　たとえば体操をするときに，単なる動きの模倣では体が動くだけですが，「この動きは○○に効きます」と説明するとそこに気持ちが入っていきます。また，同じ内容でも，その動きをするときに毎回説明をすることも大切です。スタッフ側からすると，「前も同じことをしたから説明は必要ない」と考えるかもしれません。しかし，患者の状態によっては毎回新鮮に聞く方もおられます。また，記憶力に問題のない患者でも，「そうだ。これは○○に効くんだな」と改めてモチベーションを上げるきっかけにもなります。

　説明の際は，生活に引き寄せて行うことも大切です。たとえば嚥下体操は「食事のとき，むせて苦しいことがありますか？　準備体操をすることで，むせることを少なくできるかもしれませんよ」などと説明してから行います。むせて苦しい経験は多くの方がしていますから，じゃあやってみよう，という気持ちにつながりやすいものです。

❺役割分担の実際と実施中の注意点

　全体を見渡すリーダーと，細かい部分に対応するサブリーダーは違う人が望ましいと考えます(表2)。リーダーはプログラムを進行し，参加者個々人の集中の度合いなども見ます。場合によっては，プログラムを中止する判断をすることがあるかもしれません。サブリーダーも参加者を個別で見ますが，途中退室などの対応もします。ゲームなどが盛り上がると，動きのある部分だけに目がいきがちなのですが，サブリーダーは動きのない部分に気を配り，もしそれがプログラムに集中していないことが理由で動いていないのであれば，うまく

表2 役割分担の例

リーダー	全体を見渡す，プログラムの司会進行 場所のセッティングの指示（机の位置など）
サブリーダー	プログラムリーダーのサポート 難聴など，特に配慮を必要とする方へのサポート，トイレなどの個別対応 プログラムに使用する物品の準備
その他のスタッフ	個別対応のサポート

参加できるように促すこともします。サブリーダーはリーダー経験を積んだ方が望ましいと思います。リーダー経験があると，リーダーの動きやすさを考えて行動することができるためです。

❻次につながる終了方法

レクの終わり方をあらかじめ決めておき，毎回同じ内容で終了させるのは1つの方法です。たとえば時間がきたら，あるいは終了とリーダーが判断した場合は，「あらかじめ決めておいた終わりの歌を歌う」「深呼吸と肩回しし，軽いストレッチなどの軽体操をする」などです。次の予定がある場合は，それを伝えて終わりにするのもよいと思います。いずれにしても，レクに参加して楽しかったかどうかが，次につながるポイントになります。終了する前に，参加された方の感想をいただくとよいかもしれません。ただし，本音は，プログラムが完全に終了して片づけに入っているときなどに聞かれることもあります。意識して聞いていると思わぬ発見があるかもしれません。

(8)レクリエーションに必要なテクニック

❶盛り上げる方法

参加者が緊張していると，盛り上がるのは難しいです。レクの序盤が盛り上がらないのは当然ともいえます。そのため，導入部分には準備体操のようなものを入れるとよいでしょう。歌を歌う前には発声練習，身体を動かすゲームの前には軽い体操，折り紙の前には手指の体操などです。それから，やはり自分が楽しめていないと，周りも楽しめないことは多いです。とはいえ，毎回本気でレクを楽しむのは難しいのも確かです。その場合はまず笑ってください。そうするとよくわからないけど，楽しくなってくることが多いです。スタッフが笑っていると，患者にも笑顔が伝わっていきます。

❷観察ポイント

レクがうまくいっているかどうかは，参加者の表情と発言で判断することが多いです。趣味など，その方の人となりが見えてくることは多くあります。参加者同士の相性も観察できるとよいと思います。レク以外の時間も席配置などに活かせるかもしれません。集団活動に参加できるかどうかは，退院後のケアにもつながる情報になります。

❸レクのコツ(楽しめない方がいた場合)

レクは誰もがいつでも，好きなときに参加できるのが理想です。どうしても参加したくない人には，無理強いはしません。でもいつか参加できるかもしれないので，毎回声はかけるようにしています。その際，レクはどのような内容

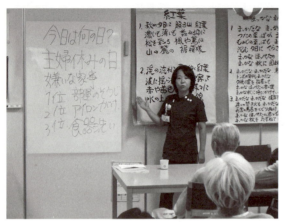
写真1　リアリティオリエンテーションの場面

なのかを簡単に説明することが大切です。何がその方の興味をひくかわからないからです。

レクに参加したくない人が，レクの様子を離れたところで眺めていられる場所があるとよいです。離れたところで見ている方にも時々声をかけるといいと思います。強制はせず，ただし表情などはよく観察して，ここぞというタイミングで声をかけると参加につながるかもしれません。レクのときだけでなく，日頃から話のできる関係を作っておくことも大切です。なじみのある人に声をかけられると，その気になるかもしれません。

また，レクの種類を複数取り揃えておくことも大切です。ゲーム，運動，音楽，作品作り，お話などなど。その中に楽しめることがあるかもしれません。

実際に行われているレクの1つ，現実見当識訓練（Reality Orientation：RO）を例にしてレクの進め方を説明します。これは見当識障害の部分に介入する方法で，決まった曜日の決まった時間に行います。できればプログラムを担当する人は毎回同じであると，患者の変化に気づきやすいです。当院ではこのROを30分間行っています。このプログラムの目的は，見当識に関する事柄（日付，時間，場所など）を確認することです。これらの確認をするだけなら数分で目的は果たされてしまいますが，プログラムとして用意されている時間は30分間です。そこでその日に起こった出来事などを話題にすることにしました（写真1）。

今はインターネットで多くの情報が簡単に手に入ります。しかし，その情報をそのまま伝えるだけでは面白くないので，自分なりの考えや，新しく知ったことなどを交えて話します。

参加されている患者はいろいろな反応を返してくださいます。楽しんでいる方もいれば，寝ている方もいます。レクをする目的の1つは日中の覚醒を促すことですから，寝てしまわれては困ります。そこでタイミングを見て季節を感じる歌を入れることにしました。できるだけ参加者が歌えるものを選ぶので，どうしても童謡・唱歌の部類になりますが，メロディーや歌詞が美しいものを選ぶようにしています。

また，開始時と終了時がわかるようにする工夫として，開始時と終了時には決まった歌を歌うようにしました。これは参加される患者に対してというよりは，スタッフに対してのメッセージとして始めました。しかし，以前入院されていた方が，数年して再度入院されたときに，「あ，このお話の会，今でも続いているのね」と以前参加されたことを思い出すきっかけにもなったことがありました。

枠を作るというのは，参加されている方（スタッフも含む）に安心感をもたらす面があります。しかしその一方でマンネリにつながる面でもあります。このマンネリを乗り越えるのが難しいところです。こうした気持ちがわいてくると，

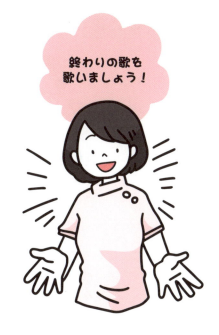

自分が今行っていることに自信がもてなくなります。そういうときは，あえて退屈している自分に付き合うのがポイントだと思います。そして，いつもよりも客観的に患者の様子を観察するのも大切です。毎日同じことをしていても，何かしらの変化は必ず生じているものです。それはプログラムの前後に，患者と直接交流することで感じることができます。自分が思うよりも，患者は楽しんでくださっていることが多いです。そして，自分が楽しくできたときは，やはり患者も楽しんでくださっていることを知ることができます。

(9) プログラムの準備と導入
❶認知症患者の病態（病期）に応じたプログラムの必要性

　実際には病態（病期）で分けることが困難な状況でプログラムを行うことが多いでしょう。プログラムの内容自体は中等度の方が楽しめるものを用意するとよいと思います。それを患者の状態に合わせて提供の仕方を変えていきます。たとえば，風船バレーを行うとき，状態の軽度の方は少し難易度が上がるような道具（うちわなど）の使用を促して参加していただきます。重度の方はスタッフがそばについて手を伸ばせるようにサポートする。中等度の方は自分のところに風船がきたら，自分で打ち返せますが，注意が逸れる場合は名前を呼ぶなどしてサポートします。

　ROでは，軽度の方が楽しめるような話題を用意し，中等度の方が楽しめるよう，クイズを出します。この場合，二択か三択で答を選べる工夫も必要です。

　重度の方でも歌は歌えることが多いので，時間の中で数曲歌い参加できる時間を確保します。プログラムの内容のアレンジ次第で多くの患者が参加できるようになります。

❷観察，アセスメントのプログラムへの活かし方

　表情や発言は観察のポイントです。つまり，医療にかかわるスタッフなら誰

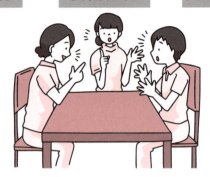

| 情報共有 | 役割分担 | 問題点解決 |

でも手掛かりにしていることを，レクでもしているだけともいえます。また，言葉にするのは非常に難しいのですが「空気感」というのがあります。今日はうまくいった，と感じるレクにはよい空気が流れています。ただし，ねらってできるものでもないと感じます。本当にさまざまな要因がうまく組み合わさり結果としてよいものになっているのです。

こうした経験を重ねていくと，目指すレクのあり方がぼんやりとでも共有できるので，その時間，一緒にかかわったスタッフ同士での振り返りと意識の共有はとても大切です。

また多職種でレクにかかわる場合は，それぞれの職種から見た評価ができるので，プログラムの見方がより多層的になります。入院デイケアが軌道に乗るまでは，プログラムのことを打ち合わせる会議を1カ月に1度はもつことが必要です。その場で情報共有，役割分担をし，次につなげていくという流れを作ります。また問題点を共有し，解決することも会議の場で行っていきます。

(10) レクリエーションで困りごとQ&A

というか，こちらも困っていることばかりです。一緒にがんばりましょう！

Q ▶ 盛り上がらない

A ▶ 困りますね！！ すごく困りますよね！！ これは一度機会があれば是非，他施設などの通所サービスを見学に行っていただきたいです。一般に通所サービスはレクを中心に1日の流れを組み立てていますので，院内デイケアに必要なエッセンスはすべて揃っていると思います。加えて，通所サービスのスタッフのレクでの大勢の参加者に対しての声の出し方，大きな身ぶり手ぶり，笑顔などはとても参考になります。

筆者が盛り上がりについて特に意識している点は，「どのように参加者の興味を引くか」です。たとえば「将棋の日」というテーマがあったとします。筆者は将棋ができないので，あまり興味はないのですが，ニュースで取り上げられている程度の知識はあります。そこでレクの本番ではテーマを言う前にクイズをします。「今から3人の名前を書きます。その3人に共通するものが，今

日のテーマです」そして「加藤，藤井，羽生」と順番に書いていきます。答え
が出ればよいし，出なかったら答えを言ってしまう。そして将棋というテーマ
に沿って話をしていきます。参加者に，将棋のできる人はいるか質問するなど
して話を展開します。クイズ形式は反応を引き出すよい演出です。三択などに
して，正解を引き出しやすくする工夫もよいと思います。

Q ▶ スタッフの数が足りない

A ▶ スタッフが足りないのであれば，現状のスタッフでできる内容を行うと
よいかと思います。1人しかいなければ，体を使ってゲームをするようなレク
は難しいですが，集団体操やRO，作品作りなどはできます。ノルマがあるわ
けではないので，ここはもう割り切って，自分の好きなことをする場として使
う，「レクしなきゃ」と焦っても，足りないスタッフが増えるわけではないの
で，できることをしていきましょう。時間を重ねていって，周りが評価してく
れれば，増員も夢ではないかもしれません。

Q ▶ 道具の用意ができない

A ▶ 具体的に必要な物があり，しかし予算が出ない場合は，スタッフに声を
かけて提供してもらうのも1つの手です。あとは手作りなどもあります。それ
も患者と一緒に作ると，それが1つのプログラムになります。

Q ▶ 時間配分がわからない

A ▶ プログラムに適切な時間は30分〜1時間程度と考えます。内容にもよ
りますが，疲労や飽きを考慮するとこの程度の時間が適切ではないでしょうか。
その中の時間配分を，30分のプログラム（表3）で例示しましょう。開始から5
分は，レクにあたっての準備の時間となります。これは道具などの準備をする
ということではなく（これらは事前に準備をしておきます），ウォーミングアップ
の時間です。発声をしたり，軽く身体を動かすことなどもこれにあたります。
担当するスタッフの自己紹介などもここで行います。開始5分から25分（20分
間）がレクの中身となるでしょうか。残りの5分はクールダウンです。参加さ
れた方から感想を伺ったり，深呼吸をしたりします。1時間のプログラムでは，
それぞれにかかる時間を2倍にします。

表3 当院におけるROの時間配分

開始〜5分	ROの説明。担当者の自己紹介。声を出すための体操。日付，時刻，天気の確認。手を動かしながらの歌
5分〜20分	ROのテーマに沿った話題提供
20分〜21分	歌
21分〜25分	ROのテーマに沿った話題提供
25分〜30分	手を動かしながらの歌。昼の献立紹介。終わりの挨拶

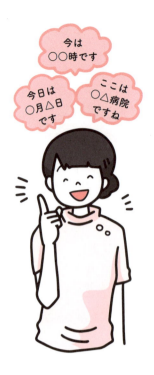

Q ▶ 人前が苦手

A ▶ 苦手なことを続けるのは苦痛なので，おすすめしません。大勢でのレクをしなければよいだけです。作品作りに取り組んだり，一緒に本を読んでみたり，会話を楽しんだり。料理が得意なら，一緒に何か作るのも楽しいです。まずは自分が楽しいと思えることを患者と一緒にやってみるとよいと思います。

Q ▶ 内容がマンネリ化してしまう

A ▶ まずは「誰にとってマンネリなのか」を明確にすることが必要です。患者にとってマンネリ，というのは意外と少ないです。いつも同じことというのは，安心感につながるからです。スタッフがマンネリを感じてしまうのは無理もないと思います。そういうときは淡々と繰り返すのもよいですし，積極的にレクの本を読んでみてもよいと思います。まずは患者と直接話して，レクの感想を聞いてみるとよいのではないでしょうか。

引用文献
1) 大田仁史，澤俊二他：集団リハビリテーションの実際―こころとからだへのアプローチ，三輪書店，2010．
2) 松田修，斎藤正彦他：初期痴呆患者に対するサポートグループ：東大式観察評価スケールの作成と検討，老年精神医学雑誌，8，1997，p.632-633．

Column

認知症患者に対する運動プログラムの紹介

村井　千賀 ● 石川県立高松病院 作業療法科 科長

認知症患者の活動性向上に対するアプローチの必要性

認知症の人への運動を用いた介入については，「ウォーキングやサイクリングなどの3.4 METs[*1]以上の運動負荷プログラムを実施することで，体力の改善をはじめ，認知症患者特有の抑うつ状態の改善や介護負担の軽減が図られた」との報告[1]があります。また，高齢者の健康づくりには毎日40分以上の運動習慣が推奨されています[2]。生活不活発病についても，予防・改善に効果があることは周知のとおりです。せん妄などの意識障害が起きている患者に対しても，運動は有効であると言われています。そのため，認知症患者への活動性向上のアプローチを考えることが必要です。

しかし，意識障害が起きている患者，または中高度の認知症患者に「運動をしましょう」と言って，単なる体操やウォーキング，エアロバイクなどの運動のみのプログラムを導入しても，注意力（集中力）が続かず短時間で中断したり，拒否をしたりと運動への効果的な導入が難しいとの声がよく聞かれます。一方，認知症患者については，「本人の興味がある，楽しいと思う活動を提供することで，活動性が向上し，他者との交流やポジティブな感情の増加，認知症の行動・心理症状の軽減が図られた」との報告[3]もあります。

これらのことから，認知症患者に対しては，単に運動を提供するという考えではなく，本人たちの興味のある身体活動に焦点をあて，いかに必要な運動負荷量を確保するかが重要になってきます。

石川県立高松病院における身体活動プログラムの紹介

1. 石川県立高松病院における身体活動プログラムの目的と実施状況

筆者は病床数400床の精神科単科の病院に勤務しています。当院の身体活動プログラムは，入院生活による生活不活発病の予防や身体機能の維持・改善，ADLの維持・向上（歩行・更衣・排泄を中心），他者との交流技能の維持・向上，集団生活への適応を目的とし，毎日昼食後13時30分〜14時30分の60分間実施しています。午後の実施については，服薬の効果を上げることも考慮して選択しました。

また，このプログラムは認知症患者が60分間注意力（集中力）を維持し，参加できるように順番および負荷のかけ方などを工夫しています。そのため全体で1つのプログラムとして順番を守り，実施者（指導者）がその意味と効果を理解し取り組む必要があります。現在，実施者（指導者）としてのトレーニングを受けた1人の作業療法士が約30名近くの患者に対し，プログラムを実施しています。ほとんどの患者が入院したその日から参加をしています。

2. 身体活動プログラムの紹介

(1) 身体活動プログラムの準備

円陣を組み，普段は車椅子を使用していても，座位でバランスの取れる患者は，肘受けのない普通の椅子に移乗してもらいます。また，座位でバランスが不安定な患者については，肘受け付き椅子に移乗してもらいます。座位でバランスの取れない患者は，車椅子のまま参加しますが，足はフットレストから下ろし，床に足底がつくように調整します。担当の作業療法士は，不用意に立ち上がり転倒しないように，椅子に移乗させる患者の順番を看護師とあらかじめ決めておき協力して行っています。

Column 47

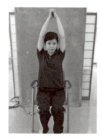 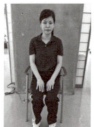 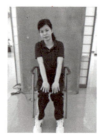 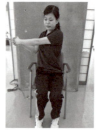 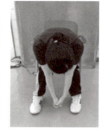

写真1　バンザイ
・円背防止
・洗濯物干練習

写真2　肩の挙上
・肩こり防止

写真3　首の回旋
・首こり防止

写真4　体の回旋
・体のバランス
・転ばない歩行

写真5　床に手をつく
・体の柔軟性向上

(2) 身体活動プログラムの実施

　運動を指導する際には，上肢の運動(写真1～5)と下肢の運動について，それぞれ目的を説明しつつ，各動作の完了時に10を数え，各5セット実施します。左右の場合は，右5セット，左5セットと交互に実施します。

❶上肢の運動(写真1～5)(10分)

❷キャッチボール(5分)

　柔らかいキャンディ・ボールを使用し，患者の名前を1人ひとり呼びながら，キャッチボールを行います。その際，名前を呼んで目が合ったことを確認し，ボールを投げるようにします。覚醒レベルを上げ，プログラムに注意を向けるための導入としての位置づけがあるため，多少時間がかかっても，1人ひとりとキャッチボールをできるように促すことが大切です。おおむね，2周して1人当たり2回ずつ行い，その後は自由にキャッチボールをすることを促します。

❸風船バレーボール(15分)

　写真6のように，指導者は円陣の中央に入り，風船を1人ずつトスし，指導者まで打ち返すこ

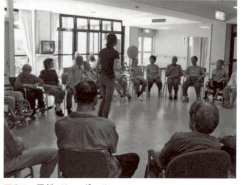

写真6　風船バレーボール

とを繰り返します。風船が床に落ちないように促し，数を数えながら，風船を回していきます。風船が床に落ちた場合，数をリセットし再び数えるのですが，ここで目標値を挙げ，集中して取り組むよう促すとよいでしょう。また，患者の状態に合わせて打ち方を変えるとよいでしょう。

❹下肢の運動(写真7～11)(10分)

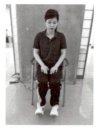 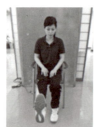 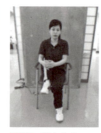 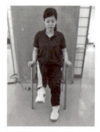 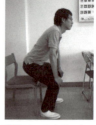

写真7　足の背屈
・転倒防止

写真8　膝の屈伸
・膝痛緩和
・筋力増強

写真9　股かかえ
・転倒防止
・ストレッチ

写真10　腿上げ
・筋力強化

写真11　スクワット
・筋力強化
・立ち座り練習

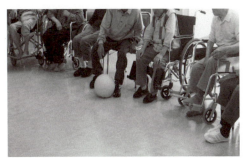

写真12 ソフトバレーボールを使用したサッカー

❺足踏み（365歩のマーチを歌いながら足踏みする）

❻円陣でのソフトバレーボールを利用したサッカー（10分）

円陣を作り，ソフトバレーボールを蹴ります（**写真12**）。

❼レクリエーション（10分）

ⅰ）リズム歌体操

「ふるさと（3拍子）」を歌いながら，「1・2で拍手，3で膝を叩く」というリズム体操を実施します。

次いで，「うさぎとかめ（4拍子）」を歌いながら，「1で親指と人差し指，2で親指と中指，3で親指と薬指，4で親指と小指と順に指をくっつける」という動作を繰り返します。

ⅱ）見当識訓練

今日の日付，季節の話題を提供し，思い出を語ってもらいます。最後には，季節に関する歌を歌って終了となります。

用語一覧

*1　METs（メッツ）とは，運動強度の単位で安静時を1としたときと比較して何倍のエネルギーを消費するかで活動の強度を示したもの。歩く・軽い筋トレをする・掃除機をかけるなどは3メッツ。国立健康・栄養研究所Webサイト内「運動・身体活動」の「身体活動のメッツ表」を参照（http://www.nibiohn.go.jp/eiken/programs/2011mets.pdf）

参考文献

1) Vreugdenhil A, Cannell J, Davies A.：A community-based exercise programme to improve functional ability in people with Alzheimer's disease：a randomized controlled trial，Scand J Caring Sci. 2012 Mar；26（1）：12-9. doi：10.1111/j.1471-6712.2011.00895.x. Epub 2011 May 12.
2) 厚生労働省：健康づくりのための身体活動基準2013（https://www.mhlw.go.jp/stf/houdou/2r9852000002xple.html）．
3) 馬場美香，西田政治，他：認知症者に対するクライエント中心の訪問作業療法：作業療法，2013，32（4），p.390-396.
4) 安村誠司（研究者代表）：地域支援事業における体力向上サービスのあり方に関する研究，厚生労働省科学研究費補助金 疾病・障害対策研究分野長寿科学総合研究，2005, 2006.

Part

3

病院の特性に応じた
院内デイケア事例

事例病院1 　回復期病院

患者の「生活の質」を保つ院内デイケア

医療法人社団弥生会 旭神経内科リハビリテーション病院

事例病院2 　急性期病院

介護福祉士による医療と生活の隙間を埋める院内デイサービス

社会医療法人財団慈泉会 相澤病院

事例病院3 　急性期〜回復期病院

患者の心身の活性化を図るための入院デイケア
――病棟で過ごす時間にもリハビリを

医療法人同仁会 おおぞら病院

事例病院4 　急性期〜回復期病院

患者が在宅で安心して，その人らしく暮らすために
――排泄の自立の支援と意思決定の支援

公益財団法人 豊郷病院

事例病院5 　急性期病院

急性期病院で院内デイケアを定着させるために必要なこと
――看護師長の立場から

福井大学医学部附属病院

事例病院6 　急性期〜回復期病院

介護福祉士と病院OBボランティアの力が活きる院内デイケア

JA長野厚生連 佐久総合病院(本院)

1 医療法人社団弥生会 旭神経内科リハビリテーション病院

患者の「生活の質」を保つ
院内デイケア

小澤　美樹 ● 看護師長

〔医療法人社団弥生会　旭神経内科リハビリテーション病院の概要〕
所在地…千葉県松戸市栗ケ沢789-1
診療科数…4科／病床数…98床(すべて回復期リハビリテーション病床)／平均在院日数…81日間／職員数…207名(うち看護職員数…43名)
看護配置…13対1／加算…回復期リハビリテーション入院基本料1，認知症ケア加算2，データ提出加算，入退院支援加算1等
・院内デイケア実施病棟
回復期リハビリテーション病棟

1. 当院の基本理念

1. 私どもは，患者様が家庭的な雰囲気の中で良質な治療・療養が受けられるように努めます。
2. いつも患者様が健康で生き生きと生活できるよう支援致します。
3. 職員一同は地域の皆様に良質な医療サービスが提供できるようたえず自己研鑽に努めます。

　当院ではこれらの理念に基づき，外来・入院による薬物療法やリハビリテーション療法，往診，デイケア，訪問看護，訪問リハビリテーションなどにより，寝たきりや認知症にならないような予防と治療および看護を行っています。また，安心して在宅での療養生活が送れるように各専門職員が連携し介護・看護支援を提供しています。

2. 院内デイケアの導入目的

　2004年10月，表1にある導入動機となった状況を知った病院長より，「見守りの必要のある患者を1カ所に集め，みんなで作業などをしてみてはどうか」との提案がありました。導入目的を定め，最初はナースステーションの中から院内デイケアを開始しました。その後，病院長より組織的に取り組みを行うよう指示があり，看護師，作業療法士，言語聴覚士，臨床心理士(現公認心理師)が中心となって検討を行いました。

表1　院内デイケアの導入動機と導入目的

導入動機となった状況	1. 認知症や高次脳機能障害による諸症状の対応による，スタッフの看護・介護負担の増加 2. 個別対応による他業務への影響が拡大 3. 転倒・転落アクシデント数の増加
導入目的	1. 日中のリハビリテーション訓練時間の増大を図る 2. 残存機能の発見と改善を図る 3. 立ち上がり〜転倒を予防する 4. 意欲・日中臥床傾向の改善を図る 5. 看護・介護負担の軽減を図る 6. 夜間の不眠や昼夜逆転・不穏・興奮などの，認知症に伴う行動・心理症状の軽減を図る

3.院内デイケア係から委員会となるまでの流れ

　院内デイケアを開始した2004年10月当初には，「院内デイケア係」として院内デイケアの活動を行っていました。これは，あくまでも「日常業務の1つ」とのとらえ方の中での係活動でした。1年後に「院内デイケアを開始したことによる看護・介護負担感」について研究を行ったところ，「新しい業務を始めたにもかかわらず，看護・介護負担感の上昇」が見られませんでした。

　看護・介護負担感の上昇が見られなかった要因として，院内デイケアの間は，「転倒・転落の危険性がある患者を集団で見守ることができ，不意の立ち上がりなどの危険行動や離床センサーへの対処がスムースになった」ことが挙げられました。転倒・転落件数も，院内デイケア開始前後を比較すると減少しています。

　また，スタッフの院内デイケアに対する評価の中で，「患者の表情の変化や活動性が向上していく姿を見られる」「患者家族からよい反応が増えた」など，「新しい業務を始めたことによる負担」を感じながらも「負担を上回る看護・介護の楽しさを感じられた」との結果がありました。

　これらの研究結果が得られたことで，「日常業務の1つ」として「院内デイケア係」のみで院内デイケアを行うのではなく，多職種でかかわってよりよいケアを提供するために，2011年には「院内デイケア委員会」を組織しました。

(1)院内デイケア係の活動

　2004年当時は，月に1回のミーティングを行い，院内デイケア（週2回）のプログラム内容を決定していました。2007年に一般病棟を新設し病床数が増加したときは，院長参加で行われる不定期のミーティングと，今までと同じ，月に1回行うプログラムの決定ミーティングの2つを行っていました。

(2)院内デイケア委員会の活動

　2011年に立ち上げた院内デイケア委員会は，活動が重なっていた部分もあるボランティア委員会と2017年に合併し，現在「院内デイケアボランティア委員会」として活動しています。この委員会は病院スタッフだけでなく，当病

表2　委員会メンバーに求められるパーソナリティ

1. 明るく患者とともにレクリエーションを楽しめる
2. 特技をもっている
   例：ピアノなどの楽器を演奏できる
   コーラスボランティアをしている(写真1)
   朗読ボランティアをしている
   DIYが得意　　　　　　　　　　など
3. 行動力がある
   例：イベント企画内容や，練習日時まですぐに決定できる(写真2)　など
4. アイデアがある
   例：滅菌期限切れの衛生材料を破棄する前に，院内デイケアで使用できないか考える
   　　など

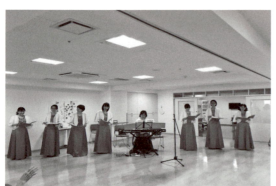

写真1　コーラスボランティア

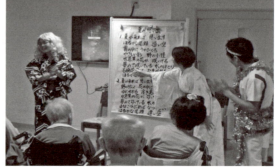

写真2　委員会メンバー主体の七夕会

院併設の老健や通所リハビリのスタッフも含まれています。

(3) 院内デイケアボランティア委員会メンバーの選出

病院での委員会メンバーの選出方法は，①スタッフの希望(面談時に希望の有無を確認)によるもの，②スタッフのパーソナリティを考慮し，推薦によるもの(師長や他のスタッフ)になります。表2に委員会メンバーに求められるパーソナリティを記します。その中でも1番大切なパーソナリティが「1. 明るく患者とともにレクリエーションを楽しめる」です。参加している自分自身も楽しまないと，患者にも楽しんでもらえないと考えています。

委員会では，参加者の反応を次回のイベントに活かすためにスタッフにフィードバックし共有しています。

4. 院内デイケアの実際

(1) 割り振り方法

現在当院では，各病棟のデイルーム兼食堂にて8：30～17：30まで院内デイケアを実施しています。活動スタッフは，常に2名以上がデイルームにいるように業務分担を行っています。師長が業務内容から半日担当，1時間担当な

どの割り振りを決めています。時間帯やその日の業務によって，看護職が2名のときや看護補助者1名と看護職1名，看護補助者2名などで担当することもあります。

また，パート勤務(週2～3回，12：00～16：30)の看護スタッフがおり，勤務日には主に院内デイケア担当としています。朗読ボランティアも行っているスタッフなので，レクリエーションにその活動を活かしてもらっています。

(2)送迎

院内デイケア参加者は基本的に終日デイルームにて過ごします。そのため起床介助を行ったスタッフがそのままデイルームに誘導しています。リハビリテーションや入浴などの移動がある場合も，デイルームに帰ってきます。

(3)参加対象患者

院内デイケア参加対象者は，入院中の全患者となっています。主に認知症，高次脳機能障害の患者が多いです。

(4)本人・家族への説明，同意書

院内デイケアについては，相談員が入院時に患者本人と家族にパンフレットを渡して説明しています。その後，デイルームまで案内し，院内デイケアについて詳しく説明を行っています。同意書は使用していません。

(5)申し送り・記録

院内デイケア参加時に，特記事項(普段と変わった様子など)がある場合は，看護記録に記載しデイケア担当者に申し送ります。また，患者によっては状況把握のため「センター方式」(p.27にて詳述)を導入している方もいるのですが，その方にはリハビリスタッフを含めてかかわったすべてのスタッフが記録を行っています。

(6)データ分析

当院で使用している評価指標について，表3にまとめました。また，データ分析についてはp.9にて詳述しています。

(7)地域のボランティアグループによる活動

当院は多くのボランティアグループの方々に，院内デイケア内でイベントを

表3

1. 日常生活機能評価
2. FIM
3. DBD，DASC，Zarit
4. 行動・心理症状スケール
5. 転倒・転落リスクスコア
6. PAFED(必要時)

1…患者の「生活の質」を保つ院内デイケア　55

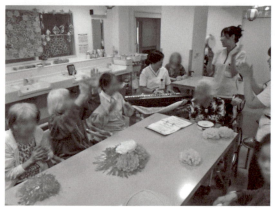
写真3　演奏に合わせて合唱

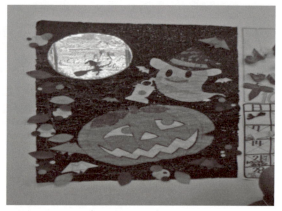
写真4　ハロウィンポスター

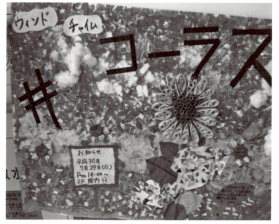
写真5　コーラスイベント開催ポスター

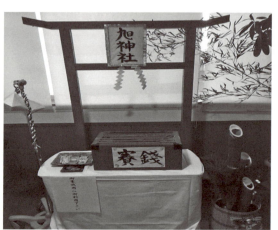
写真6　お手製旭神社と門松

行ってもらっています。当院のスタッフが所属しているグループもありますが，それ以外にも地域のつながりによって来ていただくこともあります。普段，日中に寝てしまうことが多い患者も，和太鼓ボランティアによる大迫力の音や演舞に圧倒され，涙を流して感激されています。やはり，音楽系のイベントは感激される方が多く，企画したスタッフも驚く反応を見せる患者がたくさんいます。

(8) 実際の活動

その日に院内デイケア担当となったスタッフは，プログラムがあればその内容に沿って盛り上げるように参加します。ほかには，歌の好きな参加者が多ければ歌を歌ったり，楽器を演奏できるスタッフであれば演奏を一緒に楽しんでもらいます（写真3）。院内デイケアは日勤帯のみですが，就寝までデイルームで過ごす方も多いです。そのため，デイルームで見守りをしているスタッフが合唱に誘うなど，即席のデイケアが行われているときもあります。

ほかには，「風船バレー」「唱歌かるた」「いろはかるた」「百人一首」「貼り絵」「塗り絵」なども行っています。イベントがあるときは，イベントについての掲示ポスターを参加者と作成することもあります（写真4, 5）。手作りの作品で大人気だったのが「お手製旭神社」（写真6）です。これは，お正月に合わせ

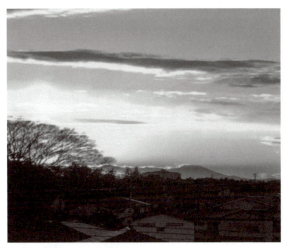

写真7　病棟から見える富士山

て作製した神社と門松ですが，門松には病院の敷地の竹林から伐採した竹を使いました。神社には，子ども銀行券ですがお賽銭も用意し，お参りできるようにしました。またスタッフの1人に巫女の衣装を着てもらったところ，参加者に大好評でした。

(9) 当院自慢の景色

当院の病棟内には，富士山が見える場所があります(写真7)。特にイベントやプログラムがない日などは，参加者から「富士山を見に行きたい」とリクエストがあります。富士山を見ると「よいものを見せてもらった」と喜んでもらっています。

5. 院内デイケア導入前後の患者への効果

入院直後は落ち着きがなく，デイルームで過ごしていても不意に立ち上がり，歩き出してしまうことが多く1対1での対応を必要としていたAさん(HDS-R：1点・認知症高齢者の生活自立度：Ⅲa)は，院内デイケアを重ねると徐々に落ち着かれて，1対1の対応を行わなくても，デイルームで過ごせるようになりました。また，唱歌かるたを行っていた際に，かるたの読み手が読んだ札を適切に取れたこともありました。

6. 看護職員への効果，変化

院内デイケア開始当初は，新たな業務が増えたことに対して負担に感じていたスタッフもいました。しかし，患者の表情の変化，楽しんでいる様子を見ること，転倒・転落件数が減ったことから負担感が軽減していったようです。院内デイケアを開始してから長く時間が経っていますので，以前からいるスタッフには当たり前の状況です。これまで院内デイケアを行っていなかった施設で働いていたスタッフが当病院に入職した際は，どのように参加すればよいのか戸惑うこともあるようです。しかし，1人で担当することがないようにしていること，マニュアルを用意していること，マニュアル以外のことはほかのスタッフが教えていることから，徐々になじんでいます。だんだんと，自分からほかのスタッフに動きを確認している姿を見たり，隠されていた特技を活かして参加している姿を見ると，嬉しく思います。

7．今後の課題

　2025年には超高齢化社会を迎える中で，患者の「生活の質」を保ちつつ，看護・介護負担感を軽減できる院内デイケアをこれからも続けられるよう，現在の活動を振り返り，改善を行っていきたいと考えています。スタッフの中にも院内デイケアへの認識に差があり，積極的なスタッフとあまり積極的にかかわらないスタッフがいるため，院内デイケアの目的など全員が共通の認識をもち，かかわっていけるようにしていきたいです。

　患者家族にも院内デイケアの取り組みが理解されており，イベントに一緒に参加してもらったり，ボランティアとして参加してもらったりしています。今後はより一層，患者家族の協力や参加を得て院内デイケアに参加している全員が楽しめるような活動を目指していきます。

8．院内デイケアの変遷まとめ

　2004年から2019年3月現在までの院内デイケアについて**表4**にまとめました。

表4　入院デイケアの変遷

	2004年10月〜2008年3月	2008年4月〜2011年11月	2011年12月〜2014年3月	2019年3月現在
活動スタッフ	OT・ST・臨床心理士（現公認心理師）・看護師・ボランティア	専従ST・臨床心理士（現公認心理師）・PT・OT・看護師・CW・音楽療法士・ボランティア	専従CW・臨床心理士（現公認心理師）・PT・OT・CW・MSW・看護師・音楽療法士・ボランティア	看護補助者・公認心理師・PT・OT・看護師・CW・音楽療法士・ボランティア
活動日時	月曜日，火曜日 14：00〜16：00	月曜日，木曜日，金曜日 9：00〜16：00	月曜日，木曜日，金曜日 9：00〜17：30	月〜土曜日 8：30〜17：30
対象	入院中の全患者：主に認知症・高次脳機能障害患者			
プログラム	集団体操・身体的ゲーム・認知的ゲーム・回想法・音楽療法・料理・季節行事・和太鼓・作品作り・その他			
参加人数	48床の中から20名程度	80床の中から25名程度	87床の中から40名程度	・2階病棟　51床の中から　30名程度 ・3階病棟　47床の中から　25名程度
場所	デイルーム（118m²）	食堂（49.5m²）	食堂（49.5m²）	各病棟のデイルーム兼食堂（85.23m²）

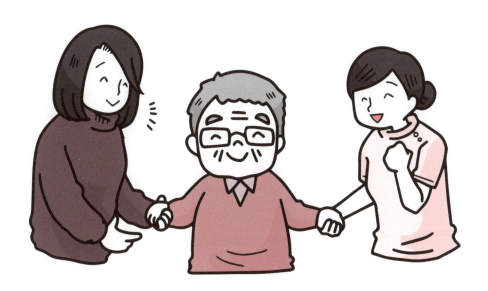

Column

想像し，寄り添い，代弁する仕事

坂本　昌子 ● 医療法人弥生会 旭神経内科リハビリテーション病院 看護部長

きいてください，看護婦さん
ルース＝ジョンストン

ひもじくても，わたしは，自分で食事ができません。
あなたは，手のとどかぬ床頭台の上に，わたしのお盆を置いたまま，去りました。
そのうえ，看護のカンファレンスで，わたしの栄養不足を，論議したのです。

のどがからからで，困っていました。
でも，あなたは忘れていました。
付添いさんに頼んで，水差しをみたしておくことを。
あとで，あなたは記録につけました。わたしが流動物を拒んでいます，と。

わたしは，さびしくて，こわいのです。
でも，あなたは，わたしをひとりぼっちにして，去りました。
わたしが，とても協力的で，まったくなにも尋ねないものだから。

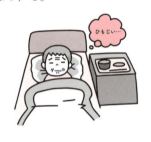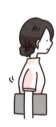

わたしは，お金に困っていました。
あなたの心のなかで，わたしは，厄介ものになりました。

わたしは，1件の看護的問題だったのです。
あなたが論議したのは，わたしの病気の理論的根拠です。
そして，わたしをみようとさえなさらずに。

わたしは，死にそうだと思われていました。
わたしの耳が聞こえないと思って，あなたはしゃべりました。
今晩のデートの前に美容院を予約したので，勤務のあいだに，死んでほしくない，と。

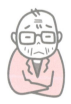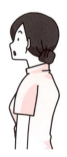

あなたは，教育があり，りっぱに話し，
純白のぴんとした白衣をまとって，ほんとにきちんとしています。
わたしが話すと，聞いてくださるようですが，耳を傾けてはいないのです。

助けてください。
わたしにおきていることを，心配してください。
わたしは，疲れきって，さびしくて，ほんとうにこわいのです。

話しかけてください。
手をさしのべて，わたしの手をとってください。
わたしにおきていることを，あなたにも，大事な問題にしてください。

どうか，きいてください。看護婦さん。

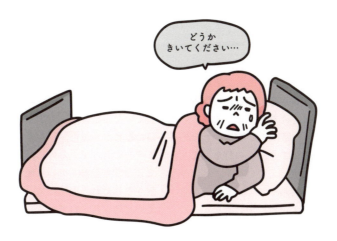

American Journal of Nursing，1971年2月号より

（トラベルビー著，長谷川浩訳者代表：人間対人間の看護，医学書院，2000，p.5-6.）

これまでの仕事を振り返ってみると，看護師として日常の看護業務を行う中で，恥ずかしい話ですが「看護とは」何かを常に考えることがあまりなかったような気がします。新人の頃は先輩看護師に指導を受け，「仕事の漏れはないか」「忘れていることはないか」「正確に申し送りができたか」など業務を覚えるのが精一杯でした。そこから数年経つと新人指導や実習生指導を担当，普段の仕事に加えて「指導者」という役割が増えていきます。そしてまた数年後にはチームリーダーを担当，リーダーシップや成果が求められることになるのです。

また，病棟や施設が変わると，そのつど新しい環境で勤務することに対する不安や緊張が入り交じり，新人の頃のような心境に戻ることもあります。

*

看護師として働き出し，毎日の仕事に対する不安や心配も少なくなり，淡々と仕事を"こなせる"ようになった頃でしょうか。所属部署の看護師長から「この詩を読んでみなさい」と渡されたのが，ルース＝ジョンストンの「きいてください，看護婦さん」の詩でした。また，「私たちが毎日患者のために働いていることは作業ではなく，専門職としての仕事，こなしではだめですよ」と言われた記憶もあります。

私はいつの間にか，毎日のように出る医師からの指示を「こなすこと」を優先し，その指示を間違いなく，正確に実施すること，それが看護師の仕事だと考え，指示を実施された患者が「どう考えているか」「どんな思いをしているのか」「何をしてほしいと思っているのか」などを考えなくなっていたのです。この詩を読んだとき，はっとしたことを覚えています。私は誰のために，何のために看護をしているのかを考えさせられたと同時に，患者に申し訳なかったという気持ちで涙を流しました。看護師長は私の仕事に対する姿勢から，直接注意するのではなく，この詩を通して私に気づきを与えてくれたのだと思いました。

*

それから，担当の患者がなかなか心を開いてくれなくて困ったとき，社会的入院の患者を担当したとき，看護師を続ける意味を見失ったとき，自分に与えられた役割を重荷に感じ逃げ出したくなったとき，新規の病院を開設するにあたり一緒に働く看護師たちと看護方針について話し合い悩んだときなど，この詩は，私の看護師人生において幾度となく手元に出る機会がありました。

*

・輸液の残量を確認し，モニター類の数値を書き写し部屋を出る。その時間数分。訪室時に患者に話しかけることもせず，体の観察もせず，かけものを直すこともせず次の患者のところへ行ってしまう。
・忙しそうに動き回っている看護師に「申し訳ないが」という気持ちで話しかけてきた患者に対して，記録用紙に目を落としたまま，患者の顔も見ずに返した言葉が「今は忙しいから，また後でね」──言い残し病室を出たものの再び訪室しなかった。
・「私はここに居ていいんですか，ご迷惑をおかけしてすみません」とナースステーションの隅で車椅子に座っている患者がつぶやいていることに対して無言の看護師。
・ナースコールが鳴り訪室，患者は「トイレに連れてってください」と訴えるが，「おむつをしているから，大丈夫ですよ」と言い部屋を出る。

このような場面や似たような場面が思い当たらないでしょうか。私にはあります。それは準夜勤でナースステーションで机に向かい記録をしていたときのことです。ステーションの入り口で患者が「お世話になりました。明日退院します」と言っているのに，病気がよくなり退院できることを喜んでいる患者に向き合って「頑張りましたね，退院してからもお体に気をつけてくださいね。わざわざ挨拶に来てくれてありがとうございます」と言えなかった場面です。

一言返すのに，ひと手間かけるのにどのくらいの時間を要するでしょうか。次の仕事に影響が出るほど時間がかかるでしょうか。無視したり，面倒がったり，冷たい態度をとったりした後の自分の気持ちはどうでしょうか。

*

病室で横たわっている患者に「おはようございます，今日は冬晴れのよい天気ですよ」と話しかけ，手を握り，朝になったことを伝える。また，「今は忙しいので」と言った後でも「すぐ来れなくて，ごめんなさいね」とにこやかな顔でゆったりとした歩調で訪室する。自分の仕事の手を止め，「大丈夫ですよ，疲れましたか？」などと言いながらそばに行き，一緒に折り紙などをしてみる。また，耳元でそっと「トイレに行きますか」と，ベッドサイドで患者と少し話をして患者の二言目の気持ちを聞き出したり，安静の必要性をわかりやすく説明したり，ベッドをギャッチアップし体勢を整え，排尿しやすい工夫をする。治療状況によってはできないことがあるとしても，その患者が「冷たい態度をとられた」「無視された」「厄介者扱いされた」などの感情を抱くことがないような看護をするために，自分の気持ちの余裕や心の穏やかさをもつことをもっと大切にしていきたいものです。これは看護師として働く以上，職場環境がどこであれ，看護の対象者が誰であれ，自分のキャリアがどうであれ，大切にしなければいけないことだと思います。

看護の対象者が「何を思い」「何をしてほしいのか」を想像し，患者の思いに寄り添い，よき代弁者となれる看護師を目指していきましょう。

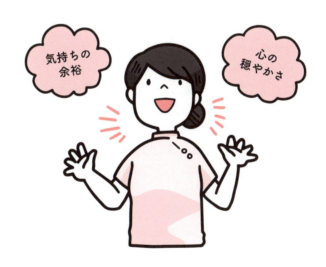

2 社会医療法人財団慈泉会 相澤病院

介護福祉士による医療と生活の隙間を埋める院内デイサービス

山﨑　明子 ● 病棟看護支援部門 部門長
小坂　晶巳 ● 副院長・看護部部長

【社会医療法人財団慈泉会 相澤病院の概要】
所在地…長野県松本市本庄2-5-1
診療科数…37科／病床数…460床／平均在院日数…10.2日／職員数…1398名（うち看護職員数507名，介護福祉士50名）
看護配置…7対1／加算…救命救急入院料1，特定集中治療室管理料3，ハイケアユニット入院医療管理料，急性期一般入院料1，回復期リハビリテーション病棟入院料1等
・院内デイサービス実施病棟
一般病棟，回復期リハビリテーション病棟

1. 病院・病棟情報

(1) 病院情報・紹介

社会医療法人財団慈泉会相澤病院（以下，当院）は，長野県松本市にあり，北米型ERによる急性期医療の提供と，陽子線治療などを提供するがん集学治療センターをもつ地域医療支援病院です。法人内には，人間ドックを担う相澤健康センター，在宅療養支援病院の相澤東病院，訪問看護ステーションや居宅介護支援事業所機能を併設する地域在宅医療支援センターをもち，地域住民がその人らしく地域で暮らせるように支援をする組織です（図1）。

(2) 当院の特色
❶病棟看護支援部門
2011年，看護補助者と称される2グループ（介護福祉士を中心とした院内デイサ

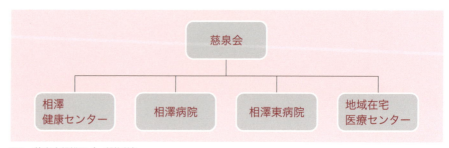

図1　慈泉会組織図（一部抜粋）

ービスグループ・看護アシスタントを中心としたケアサポートグループ）を統合し管理運営するために，看護職を部門長とし病棟看護支援部門が発足しました。2012年には組織改革を行い，患者にかかわる業務を行う生活環境課と全くかかわることのない業務を行う病棟支援課に分け，徹底した教育の見直しが行われました。その後2017年に，介護福祉士はより専門的業務に専念することになり，その教育を行うため，部門内で介護課として独立しました。

それぞれのスタッフ内訳・業務内容・勤務体制は表1のとおりです。

表1　病棟看護支援部門

各課とビジョン （2018年度）	必要な資格	業務内容	勤務体制
介護課 課長・主任 スタッフ50名 ビジョン： 高齢者・認知症患者の特徴を理解し，介護福祉士として必要な知識・技術を磨くことで，多職種と協働し適切なケアが提供できる。	介護福祉士 院内認定保持者	病室内の環境整備 （室温，湿度，採光，照明，換気，ベッド周辺の環境整備） 生活支援全般 （清潔，食事，排泄，移乗，移送，歩行，余暇に関する業務） ＜専門的業務＞ カンファレンス （看護師・リハセラピストと） 情報提供 （施設退院患者の情報提供書の記載） 介護介入 （介護介入，介護記録記載，個別の介護目標立案，評価の分析の実施） 家族指導 （自宅退院に向けての家族指導，患者支援の実施）	早番7時〜15時40分 日勤8時30分〜17時10分 遅番10時40分〜19時20分 夜勤17時〜8時45分
生活環境課 課長・主任 スタッフ27名 ビジョン： 患者が安全に，安心して入院生活を過ごせるよう，スタッフ全員が業務の規定・手順を守った仕事ができる。	訪問介護員2級養成研修課程修了者 資格取得希望者	食事に関する業務（配下膳） 移送業務（患者搬送，物品他） 環境整備 （ベッド周辺の環境整備，転室，シーツ交換，退院時ベッド清掃）	早番7時〜15時40分 日勤8時30分〜17時10分 遅番10時40分〜19時20分
病棟支援課 課長 スタッフ9名 ビジョン： 毎日実施している業務が，患者の安全にどのようにつながっているかを知ることで，自分たちの実施している業務の質向上を目指す。	なし	病棟で使用した物品の洗浄，消毒，片づけ，消毒液交換 汚物処理室環境整備	日勤8時30分〜17時10分

2…介護福祉士による医療と生活の隙間を埋める院内デイサービス

私たちは，生活障害のある患者に対し，患者がもって
いるまたは残された能力を最大限に生かし，その人ら
しい日常生活を送るために必要な生活支援を行う

図2　看護師・介護福祉士の協働ミッション

❷当院の介護福祉士の役割

　介護福祉士の日常的な労務管理の責任は，病棟看護支援部門長にあります。
介護福祉士が病棟で患者の生活支援を実施する際は，病棟看護科長の責任のも
ととされています。

　急性期病院の介護福祉士の役割は，入院中の患者の生活支援を行い，退院後
にご家族の介護負担の軽減が図れるようにかかわりをもつこと，病気の回復促
進のために早期離床を促すことであると考えます。そのうえで，生活支援を実
施できる患者は病棟看護科長と受け持ち看護師が選定した「医療上必要な処
置・安静の指示がない患者」としています。

❸看護師との協働

　2012年に病院長（現理事長）より「看護師と看護補助者（介護福祉士）の両職種
が明確なミッションをもつことで，お互いが正しい方向で協働することができ
るだろう」とアドバイスがありました。それに基づき「看護師・介護福祉士の
協働ミッション」（図2）が決定しました。

　看護師は介護福祉士に患者の生活支援について権限委譲をしながら，その最
終的な責任をもちます。両職種がよりよい患者の生活支援について検討し，患
者1人ひとりに合った生活支援を提供できることに協働の重要な意義があると
考えます。

　看護師からは，介護福祉士がいることでスムースに業務が進む，とても助け
られている，昼夜を問わず困ったときにすぐに対応してくれる，といった声を
聞きます。当院の看護師にとって介護福祉士の存在は，なくてはならないパー
トナーであると実感しています。

2. 院内デイサービスの導入目的

　急性期医療を担う地域の中核病院である当院が，院内デイサービスを開設し
たのは，高齢化が問題視され始めた2004年1月のことです。それは，患者の
高齢化が進み急性期を脱しても寝たきりとなるリスクが高まり，数日間安静に
していたことでADLが低下し，以前の生活の場へ退院することが難しくなる
患者が増え始めた頃と重なります。長野県は，全国的に誇れる長寿県ですが，
患者の高齢化は，当院にとって深刻な問題でした。

　看護師は，急性期を脱した高齢な患者がベッド上で終日過ごすのはよくない
こと，また病気やけがの回復には離床することが重要と感じながらも，急性期
を脱していない他の患者のケアに時間をとられ，為す術がないといった状況で
した。苦肉の策として，患者に車椅子に乗ってもらい，ナースステーションで

離床の状態を保つことが現場の看護師にできる精一杯でした。しかし，結局は
ナースコールの対応やケアに走り回り，患者への声かけはナースステーション
に戻ったときに行うのがやっとで，患者の呼びかけにも「ちょっと待っていて
ね」と言っては，すぐさまナースステーションから出ていかなくてはならない状
況でした。時には，病棟事務職員が患者の対応をするということもありました。
　当然，プライバシーの観点からも問題がありました。当院は，すべてオープ
ンカウンターのナースステーションのため，廊下側からナースステーションの
中の患者がまる見えになってしまう，という状況でした。この状況を何とかし
ようと立ち上げられたのが，院内デイサービスだったのです。

3. 企画から導入までの院内の手続き

　院内デイサービスの立ち上げは，経営側の計画に基づいて開始されました。
そして，開設当初から拡大することが計画されており，同年5月には，ICUを
除くすべての病棟から患者を受け入れるまでになりました。

4. ケアの方針としくみづくり

　介護福祉士が中心となった院内デイサービスの運営は前例がなく，日々試行
錯誤の繰り返しでした。患者の受け入れが定着し，順調に拡大されてきた院内
デイサービスでしたが，介護福祉士は，何を目的に患者に院内デイサービスを
利用してもらうのかを明文化する必要があることに気づきました。そこで，介
護福祉士全員が一丸となって患者とかかわるために，院内デイサービスのビジ
ョンを掲げました。
　院内デイサービスビジョンは，「急性期病院内にあって病院ではない空間，
限りなく自宅に近い環境としてほしい」という病院長の思いを聞き，介護福祉
士全員で考えました(図3)。

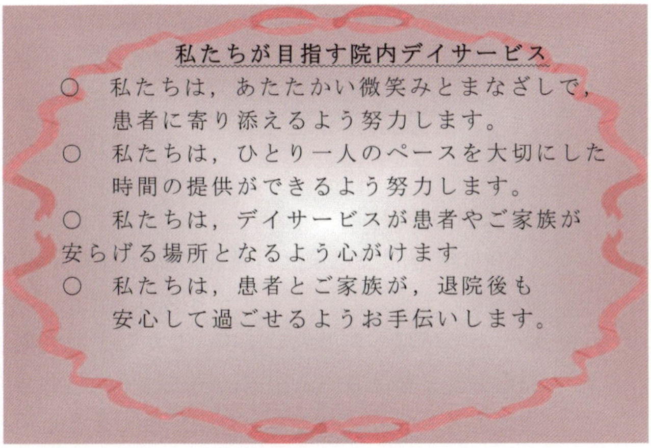

私たちが目指す院内デイサービス
○ 私たちは，あたたかい微笑みとまなざしで，
　患者に寄り添えるよう努力します。
○ 私たちは，ひとり一人のペースを大切にした
　時間の提供ができるよう努力します。
○ 私たちは，デイサービスが患者やご家族が
安らげる場所となるよう心がけます
○ 私たちは，患者とご家族が，退院後も
　安心して過ごせるようお手伝いします。

図3　院内デイサービスビジョン

回復に向かう患者の「こころがなごむ場所」が院内デイサービスです。たとえ数日間の入院であっても，高齢な方・認知症のある方は，生活リズムが変わることで，不安で眠れなくなったりします。そのような患者が，1人の人として再び自分らしい生活を取り戻すためのお手伝いをする，治療的かかわりではない「ひと対ひと」のかかわりの中で，患者に笑顔になってもらいたい，そんな思いを込めました。

5. 導入時のポイント

(1)各部署・職種への説明

　院内デイサービスは，立ち上げられたときから独立した部署として，管理運営を行ってきました。現在も同様の運営となっています。

　関係部署には，経営側が説明を行いました。何をどういった目的で開設するのか，そこで働くスタッフ構成や開設時間，どのような患者を対象に受け入れていくのかなど規程をもとに説明が行われました。その後，体制の変更を繰り返し現在に至っていますが，そのつど現場への説明は，院内デイサービス側から各病棟へ行ってきました。規模の拡大やたび重なる体制の変更に，病棟側から苦情を受けることもありましたが，納得してもらえるまで説明を繰り返し，理解を得てきました。看護部長が，自ら各病棟の看護師全員に対して説明を行ったときもありました。

(2)予算・場所の確保

❶予算の確保

　院内デイサービスの運営費，および人件費すべては，病院負担で行われています。患者のためになることに投資は惜しまない病院長の経営方針のもと，運営がされています。

❷場所の確保

　スタート直後は，病棟に隣接したデイルームの一角を利用していました。本来このスペースは，食事や面会時に利用する場所であるため，院内デイサービスはその狭間を利用するといった状況でした。その後，規模拡大をするために病室を利用したときもありましたが，開設から6年後の2010年4月には，それぞれの棟に1カ所の院内デイサービスのスペースが完成しました。当時(2010年)の院内デイサービスの様子を示します(写真1, 2)。

(3)人員の確保

　2004年の開設以来，看護職の病棟看護支援部門長と介護福祉士を中心に構成しています。院内デイサービスは，治療的かかわりとは違う，「癒やし」の場であってほしいと思います。しかし，急性期病院では，輸液ポンプでの点滴，酸素をして参加される患者，時には手術日から間もない患者や，ドレーンが入った患者も受け入れます。介護福祉士をまとめる部門長は看護職であり，患者とかかわるために，専門的知識と技術をもっている介護福祉士と，看護職の部

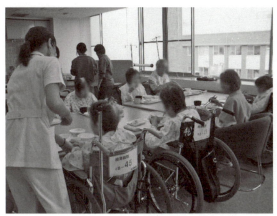
写真1　食事の時間

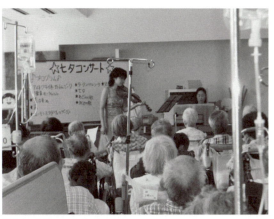
写真2　クリスマス会

表2　介護福祉士の配置一覧

病棟名	病床数	配置数	勤務数	夜勤数
心臓病大動脈センター	46床	2名	1名	なし
整形外科センター	46床	2名	1名	なし
脳卒中・脳神経センター	46床	6名	3名	内1名
内科系病棟	49床	7名	3名	内1名
消化器病センター	49床	7名	4名	内1名
回復期リハ病棟	50床	12名	3〜4名	内2名
院内デイサービス		6名	4〜5名	なし
介助浴室		8名	6名	なし

門長とで役割分担と協働を行っています。

(4) 院内デイサービススタッフの体制

まずは脳神経疾患病棟の患者を対象にスタッフ3名でスタートした院内デイサービスですが，現在では介護福祉士50名が，各病棟・院内デイサービス・介助浴室において活躍しています(表2)。

(5) 院内デイサービスへの送迎

主な搬送は，院内デイサービススタッフが行いますが，これに限らず誰でも送迎を行います。看護師はもちろんのこと，リハセラピストや看護アシスタントも行います。時には，患者のご家族が搬送した後に患者とともに参加してくれることもあります。

(6) 参加対象者の基準設定

参加するにあたり，年齢制限は設けていません。これは，開設当初から現在も変わりはありません。条件としては車椅子に座れること，感染症がないこと，そして主治医の許可があること，この条件を満たしていれば誰でも参加が可能

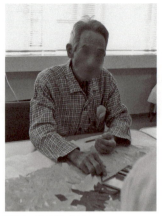
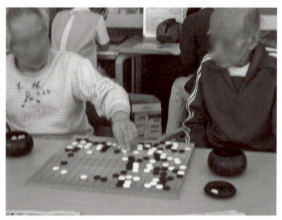

写真3　貼り絵づくり　　写真4　毎日の囲碁の勝負

です。

　小児科に入院している小さな患者が，塗り絵や折り紙をしに来ることもありました。囲碁の勝負をするために，毎日自主的に参加してくる患者，歌が好きで一緒に歌を歌いに参加する患者もいました。もちろん認知症の患者，せん妄の患者も参加しています(写真3，4)。

　参加するにあたり細かな縛りのないのが，当院の院内デイサービスの特徴でもあります。

　過去には，がん末期の患者にベッドごと参加していただいたこともありました。この患者は，主治医からの直接依頼で，事情を伺って即日受け入れを開始しました。これらの状況から，当日は1日70名程度の患者が利用していました。

(7) 患者本人，ご家族への説明と同意

　開設当初は，「デイサービス」という言葉にあまりよい印象をもっていないご家族もいました。「デイサービスは高齢者の保育園のようだ」と，ご家族が参加を拒むこともあり，初回参加時には，必ず主治医の許可とほかに患者本人およびご家族の同意も取っていました。

　その後，高齢者の保育園ではなく専門性をもって患者と向き合っていることを説明するためのパンフレットを作成しました。このパンフレットを使用しながら，初回参加の患者・ご家族には病棟の看護師が説明を行います。病棟看護師にご家族への説明を依頼したのには，理由があります。介護福祉士の専門性と院内デイサービスの目的を，看護師にも理解してほしかったためです。開設当初は，介護福祉士の専門性が理解されておらず，うまく連携がとれていない時期がありました。その理解を助ける目的も含めてのパンフレットでもありました。

(8) 院内デイサービス時の申し送り，記録について

　病棟からの申し送りは，パソコンを活用しています(電子カルテから，自分たちに必要な情報をとります)。病棟看護師が事前に入力した患者の情報を，院内デイサービスのスタッフがお迎え前に確認をします(表3)。氏名，受け持ち看

表3 院内デイサービス参加者情報提供用紙

○○病棟	特記事項	○月○日		デイサービス看護師PHS　7642 送迎はデイ←→スタッフステーションとなります。スタッフの人数や その日によって受入困難になる場合があります　　日曜日はデイお休み						
優先順位	患者氏名		退院日	病棟からのコメント	トロミ付け	摂取体位	移乗・介助量	デイサービス使用欄	帰室時環境	急変時対応
	NS	PHS					排泄			
①	○○○様	○○号室		離床目的です。	なし		トイレ排泄			
	○○看護師						車椅子		Ns確認	フルコース
②	○○○様	○○号室		離床目的です。	なし		歩行			
	○○看護師						トイレ		Ns確認	フルコース

護師氏名，連絡電話番号，患者の様子や注意点など伝えたいこと，急変時の対応（延命希望の有無），病室に帰ったときの環境設定など，必要事項を時間までに入力してもらいます。直接伝えたいことは，搬送時に申し送りをしてもらいます。

　介護福祉士からの情報提供は，電子カルテ内に介護記録として入力をします。開設当初の院内デイサービスの記録は，どのような余暇の時間を過ごしたのか簡単なメモ程度の記録で，患者の個別性は全くありませんでした。それに加え，当時（2005年）病院長は，記録の電子化にあまり賛成していませんでした。それは，パソコンに向き合う時間より「患者と向き合う時間を大切にしてほしい」という思いがあったからです。

　しかし筆者は，日々介護福祉士が患者とかかわる姿勢，話しかける言葉の柔らかさ，それに答える患者の反応を見ていて，この大切な情報を看護師や医師にも伝えなくてはもったいないと判断し，思いを病院長に伝え，電子化への準備を進めました。介護福祉士へは，2005年11月よりSOAPを用いた記録記載の指導を行い，全員が個別の介護目標の立案ができるようになった2006年11月より電子カルテへの入力を開始しました。記録に残す内容は，あくまでも介護福祉士としての視点にこだわりました。院内デイサービスでしか見せない「"語らない患者さん"の素顔」を記録に残すよう，そして疾患のみにとらわれず「患者を生活する1人の人として観察する」介護福祉士としての視点を大切にした記録です。記録の電子化は，看護師から「病棟では見ることのできない患者の様子を知ることができる」と，想像していた以上の反響があり驚きました。

6. 院内デイサービスの実際

　2004年にスタートした院内デイサービスは，365日10時から消灯の22時までの運営を行ってきました。毎日の決められたプログラムはなく，その日に参

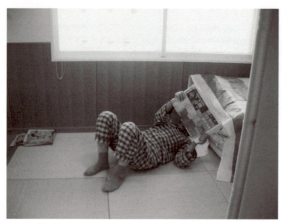

写真5　畳のスペース

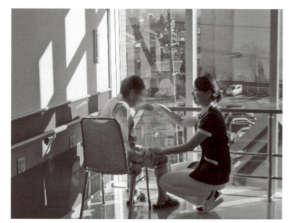

写真6　病棟での様子

加する患者の人数・状態や認知のレベルに合わせて，どのようなかかわりをするのか決めます。「参加者と話をする」「ゲームやことわざカルタをする」「部屋の隅で本や新聞などを読む」「作業をする」など，希望に応じて自由に過ごしていただきます。楽しめること，苦痛でないこと，無理強いはしないことを心がけています。

　また，外せる抑制は可能な限り外すよう心がけています。食事の前には嚥下機能促進のために，参加患者全員で歌を歌ったり，上半身を中心に，特に肩や口を動かすような体操を行います。院内デイサービスでは，患者に心地よい余暇の提供を行います。

　開設後は，試行錯誤を繰り返し，受け入れ患者数の規模を拡大してきました。3カ所に分け小さいスペースで行ってきた院内デイサービスは，2005年9月には1カ所のスペースを拡大して2カ所とし，念願の畳のスペースも作りました（写真5）。

　院内デイサービスへの参加は，看護師や医師，リハセラピストからの依頼が主となっていましたが，病棟出向後は，介護福祉士による新たな視点での患者の選出が始まりました。これは，介護福祉士にとって，とても画期的なことでもありました。院内デイサービスに参加する前の患者の状況を，介護福祉士の視点で観察し，院内デイサービススタッフに情報を提供するといった，介護福祉士から介護福祉士への情報提供も開始されました。また，病棟出向者は，入院時からの患者の様子がわかるため，院内デイサービスでどうかかわってほしいか，仲間へかかわりを委ねることができるようになりました。

　介護福祉士は，病棟ならではのかかわりと，院内デイサービスならではのかかわり，双方からの介入ができるようになったことに今までにないやりがいを見出していきました。2012年8月脳卒中・脳神経センターへの出向を最初に，順次進めていき，最終目的の9病棟目へ出向を完了させたのが2013年9月でした。

　病棟で活躍する介護福祉士と，院内デイサービスで患者を受け入れる介護福祉士，共にやりがいをもって業務を行ってきましたが，病院長の指示により，2014年8月をもって院内デイサービスを方針転換することになりました。この方針は，介護福祉士だけでなく，病棟看護師にも衝撃的なことでした。この方針の意図は，介護福祉士の人数が揃ったことで，各病棟にあるデイルームを活用すれば，病棟ごとの院内デイサービスができるというものでした。生活支援の一環として身近な場所で離床して過ごすことにより，今以上に患者の観察が容易になる，また夜勤も含め昼夜途切れることのない生活支援が可能となり，

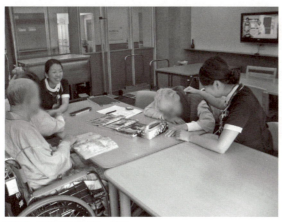
写真7　病棟でのデイサービス

サービスの向上が図れるといった意図でした（写真6）。

一度方針転換した院内デイサービスですが，その後見直しがあり，2017年1月に外科系の病棟の患者を対象にした1カ所に集まって行う院内デイサービスを再開しています。これは，介護福祉士が出向できていない病棟看護師からの要望と，介護福祉士が出向していても人数の不足から離床に手が回らない，もっとじっくり患者とかかわりたいという要望があることを病院長に話したところ，了解が得られたためです。

再開した院内デイサービスは，月曜～土曜の8時15分～17時まで患者の受け入れを行います。高齢の患者は入院後できるだけ早い段階で，退院後の生活を見据えた介入が必要です。また，病気の治療と同時進行で生活支援が必要です。しかし，急性期病院の看護師は，そこまで手が回らないのが現状です。忙しい看護師に代わって活躍できるのが，生活を支えるプロである介護福祉士ではないかと思います（写真7）。

7. 導入前後の効果

院内デイサービスを利用する患者は，毎日私たちにさまざまな表情を見せてくれます。病棟では声も発しない患者が院内デイサービスに来ると歌を歌ったり，病棟では手を動かすことがほとんどない患者がことわざカルタを取るために手を伸ばしたり，体操したりします。「リハビリは嫌い，やらない」と言う患者も「トイレに行きたい」と言ったときに「じゃあ歩いて行こう」と誘うと，ちゃんと歩いてトイレに行きます。訓練はいやだけれど生活のための歩行はできるのです。退院する日にわざわざ挨拶に来てくれたり，退院後も顔を出してくれたりする患者もいます。今では，お家の方から「できるだけデイサービスに連れていってください」と，嬉しい言葉をもらうこともあります。これは，院内デイサービスが患者の生活の質を向上させているといえるのではないでしょうか。

現在の院内デイサービスを表4にまとめました。

表4　現在の院内デイサービス（一般病棟，回復期リハビリテーション病棟）

スタッフ	介護福祉士（専従配置8名，うち6名にて実施）
実施時間	月曜日～土曜日：8時15分～17時
実施場所	専用のデイスペース
対象	車椅子に座れる，感染症がない，主治医の許可がある患者　年齢制限なし
参加人数	15名

8. データ評価について

現時点では，数字での評価は行っていません。

9. 看護師への効果もしくは看護師の変化

急性期病院は，どうしても治療が優先されます。目の前の患者の尊い命を救うことに，日々みんな頑張っています。看護師も，急性期を脱していない患者にどうしても手が取られてしまい，退院間際の患者とじっくりかかわることが難しいのが現実です。

これまでの，あっという間の院内デイサービスの規模拡大は，現場看護師の反応のよさを物語っているといえます。看護師は，患者には離床をしてもらいたい，不穏や認知症があってもベッド上で抑制したくないなどのさまざまな理由でナースステーションに患者をお連れしたものの，結果置き去りにしていた罪悪感から解放されたといっても過言ではありません。また，看護師は，少なからず患者への対応にいら立つこともあると思います。そのような感情からも解放されたことで，精神的負担の軽減につながっているのではないでしょうか。また，患者にとっての院内デイサービス参加は，昼夜逆転の予防と，夜間の良眠が得られること，病室に戻ってからも楽しそうに歌を歌い穏やかに病棟で過ごすようになったなどの変化をもたらしました。

10. 今後の課題

院内デイサービス立ち上げから現在まで，介護福祉士の活躍を見てきました。医療の最前線である急性期病院だからこそ，必要とされる介護福祉士の力を実感しています。看護師とは違った感性をもつ介護のプロ集団である介護福祉士は，急性期病院の医療と生活の隙間を埋めるために，これからますます必要と

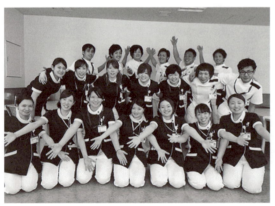
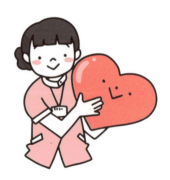

写真8 介護福祉士たち

されていく職種だと思います。どの職種も人手不足といわれる現在，これからはいかに人材を確保していくのかが重要な課題であると思います。養成校を訪問して，当院の取り組みやスタッフ体制，介護福祉士の立ち位置など詳しく説明し，先生方に理解を得てもらっています。

　技術が進みIT化され，人に代わってロボットが活躍する，そんな社会が近い将来やってくるかもしれません。しかし，人の温もりは，決してほかでは補えないと思います。これからは，介護福祉士の採用だけでなく，現場で介護福祉士を育てることも必要となってきます。急性期病院でその知識と能力を，惜しみなく発揮できる人材の発掘と育成，これが今後の当院の大きな課題と考えています(写真8)。

3 医療法人同仁会 おおぞら病院

患者の心身の活性化を図るための入院デイケア
──病棟で過ごす時間にもリハビリを

山本　比呂美 ● 看護師長

〔医療法人同仁会 おおぞら病院の概要〕
所在地…愛媛県松山市六軒家町4-20
診療科数…4科／病床数…108床
平均在院日数…急性期一般病棟18日，地域包括ケア病棟37日，回復期リハビリテーション病棟69日／職員数…214名（うち看護職員数…70名）
看護配置…急性期一般病棟10対1，地域包括ケア病棟13対1，回復期リハビリテーション病棟13対1／加算…急性期一般入院料7，地域包括ケア入院医療管理料2，回復期リハビリテーション病棟入院料1，体制強化加算，看護職員配置加算等
・入院デイケア実施病棟
一般病棟，地域包括ケア病棟，回復期リハビリテーション病棟

1．病院・病棟情報

（1）病院紹介

　医療法人同仁会おおぞら病院（以下，当院）は，1970年に松山市の中心市街地に吉田病院として開院しました。当初は62床の病棟でしたが，2年後の新館増築に伴い121床まで増床しました。その後，一般病棟，療養病棟（医療型・介護型）の病棟再編を行いながら，リハビリテーション科を新設し，亜急性期病床の開設や療養病棟の回復期リハビリテーション病棟への転換などを行ってきました。2015年2月に施設の老朽化や狭小化に伴い，約2km離れた現在の地に新築移転し，病院名もおおぞら病院と改称しました。

　当院は地域密着型の病院として，「健診による疾病予防」「専門に特化した外来」「リハビリテーションによる在宅復帰支援」に注力しています。「外来」は，一般内科のほかに各種専門医による「専門外来」（糖尿病内科，内視鏡内科，呼吸器内科，脳神経内科，血液内科，整形外科，乳腺外科，リハビリテーション科）を中心としていますが，地域に密着した「かかりつけ医」機能ももち，訪問診療や体調不良時の外来・入院加療にも対応しています。

（2）病棟情報

　「病棟」は，回復期リハビリテーション病棟60床，地域包括ケア病床20床，一般病棟28床の計108床で，その多くで急性期病院から直接自宅への退院が困難な患者に集中してリハビリテーションを提供し，1日でも早く自宅に帰れるようにお手伝いをしています。現在，理学療法士33名，作業療法士17名，

言語聴覚士13名，地域連携室の医療ソーシャルワーカー6名などと協力して，病院理念の実現に向けて，「患者さん中心の心の通った医療」「各スタッフが職域での責任感を持った医療」「質の高いチーム医療」を職員全員で目指しています。

理念として「私たちは，地域の皆さまに親しまれ，信頼され，満足される病院を目指します」を掲げています。

2．入院デイケアの導入目的

入院デイケア（以下，デイケア）を始めた2005年当時，当院には回復期リハビリテーション病棟（以下，回リハ病棟）はなく，医療療養病床10床・介護療養病床46床のみでした。認知症の患者が多く，不眠，不穏，夜間徘徊，車椅子乗車中の不意の立ち上がりなどの行動・心理症状による転倒・転落事故といった問題が発生し，ご家族やほかの患者，さらに職員も精神的・肉体的ストレスを感じていました。こうした問題を解決するためには患者の心身の活性化を図る必要があり，デイケアを開始することになりました。

3．企画から導入までの院内の手続き

院長（現理事長）からの勧めで，開始前には，デイケアをしている病院へ，看護師2名を見学に行かせてもらうなどの後押しをしていただきました。看護管理者および現場の実施担当看護師の視点から患者の不穏や不眠，夜間徘徊などの状況にスタッフが本当に困り果てており，状況改善のためにスタッフから提案し，看護部長から許可をいただくことができました。見学に行った看護師2名が中心となってスタッフで話し合いを行い，現場に判断を委ねて実施することができました。

4．ケアの方針としくみづくり

まずは離床時間を増やすことから始めました。13時30分から15時をデイケアの時間とし，食事も昼食のみ食堂だったのを，毎食食堂での食事に変更しました。また，デイケアのスタッフ確保のために，まず日勤業務の見直しと改善を行いました。当時，入浴担当者などを除くと，実際に看護・介護に専念できる日勤スタッフは看護師3名・看護補助者4名で，看護師1人当たり約18名を担当する状態でした。検温と入院デイケアの開始時間の重なりを避けるため，検温時間を変更しました。次にデイケアリーダーを決めました。業務見直し前は看護師3名が平等に重症患者を担当していましたが，デイケアリーダーは重症患者を受け持たず，病状の安定している患者，当日デイケアに参加できる患者を受け持ち，デイケアの進行と離床中の見守りを主な業務としました。

3…患者の心身の活性化を図るための入院デイケア　77

5. 導入時のポイント

(1) 各部署・職種への説明（スタッフへの目的周知）

　院長や看護部長など，上司の理解と全面的なバックアップがありスムースな開始につながったと思います。

　デイケア導入のメリットを患者とスタッフの立場で考え，スタッフへ説明しました。

　まず患者のメリットとして「日中の離床時間を増やし活動することで，生活のリズムが整えられ，認知症の予防や進行防止につながる」ことが挙げられます。スタッフのメリットは「転倒・転落リスクのある患者や，寝たきりの患者を1カ所に集めることで，集中して看護ができる」ことです。日中活動することで不眠が解消され夜間の転倒・転落防止につながるのではないかと説明し，納得を得ました。

　スタッフからは，「離床により車椅子乗車時間が長くなり，仙骨部周辺の褥瘡症例が増えるのではないか」との不安の声もありましたが，対策として低反発クッションや滑り止めシートを使用して安定した座位保持の確保に努めることにしました。その結果，図1のように入院デイケア導入後の褥瘡患者数は徐々に減少しました。

　デイケアの方針や内容の決定およびスタッフへの説明などは，見学に行った看護師2名が中心となって行っていきました。ほかのスタッフも認知症ケアの講演などに参加しており，ある程度は理解できていましたが，実際に現地を見学して来た看護師から「デイケア見学のとき，患者やスタッフがいきいきしていた様子」や，「不穏や不眠の行動・心理症状が改善されて，看護師の負担が軽減した体験」を伝えた効果は大きく，説得力があったと感じています。

　実際に開始して，「昼夜逆転で暴言暴力，介護拒否のあった患者」が，日中少しずつ離床時間を伸ばしてデイケアに参加していく中で，昼夜逆転が改善し，

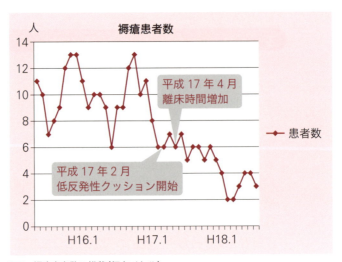

図1　褥瘡患者数の推移（仮タイトル）

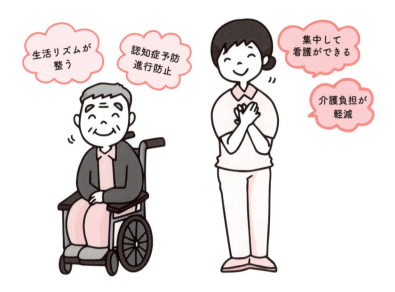

介護拒否もなくなり穏やかに過ごせるようになりました。こうした成功例を体験し，ほかのスタッフもデイケアの効果を実感していきました。

(2) 予算・場所の確保

　予算は特に決まっていませんでしたが，できるだけ低予算で行うために，家にある文房具などをスタッフが持ち寄ったり，院内の職員にもアナウンスして，お茶の時間のコーヒー・紅茶・日本茶・砂糖なども寄付してもらったりしました。その他，必要と思われる物品もできるだけ安く調達するために上長の許可のもと100円ショップを利用して購入しました。

　場所は食堂兼談話室を使用し，必要に応じてテーブルのセッテイングを変えるなどして既存の設備を工夫しながら行いました。

(3) 人員の確保

　当時は，デイケアを開始するための人員補充はなく，業務の見直しで対応しました。その後，回リハ病棟への変更などで，スタッフは増員されています。

(4) 入院デイケアスタッフの体制

　開始当初は，デイケアリーダー1名と看護補助者1名で行っていましたが，患者を受け持ちながらで大変なときもありました。

　現在は，デイケア担当看護師1名と看護補助者1名を専属としています。また，午前午後の起立訓練時には，リハビリスタッフ2〜3名，看護師3〜4名が追加で参加しています。

　そのほか，隔週の水曜日に，リハスタッフが2単位(40分)のリハレクとして担当しています。

(5) 入院デイケアの送迎

　受け持ち看護師，看護補助者，リハビリスタッフが患者それぞれのスケジュ

ールに合わせ送迎を行っています。

(6) 参加対象者の基準設定

　病状の安定している入院患者全員が対象ですが，特に行動・心理症状などがある患者を中心に，声かけや促しを行い参加していただいています。

　起立訓練は全患者に声をかけており，起立が難しい患者でも，上肢の挙上を行っていただいたり，それも難しい方には声出しの参加をお願いしたりして，病棟全員が参加できるイベントにしています。

(7) 患者本人・ご家族への説明と同意

　入院時のオリエンテーションで，患者本人やご家族に目的や内容を説明し，リハビリの一環として参加を促しています。また，実際に見学していただいています。同意書などの書類は使用していません。

(8) 入院デイケア時の申し送り・記録

　デイケア時の申し送りは特に行っていませんが，体調管理が必要な患者が参加する際は受け持ち看護師が気をつけています。

　車椅子からの立ち上がり時に注意が必要な患者や徘徊のおそれがある患者は，デイケア担当看護師へ申し送りを行い，すぐ対応できる位置にいるようにしています。

　患者のADLの状態は車椅子や歩行器にADLカードをつけて示し，トイレ介助時などは，そのカードを見て必要な介助を行っています（**写真1・2**）。

　スタッフステーションからも見渡せる場所なので，何かあったときはデイケア担当者以外のスタッフもすぐに対応できるようになっています。

　記録に関しては，デイケア日誌に，午前午後に分けて，内容と参加者の記録をしています。また，必要時はそれぞれの患者の受け持ち看護師が，カルテに看護記録として記録しています。

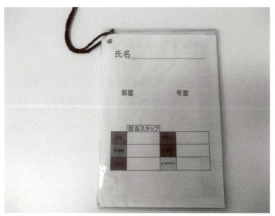

写真1　ADLカード（表紙）

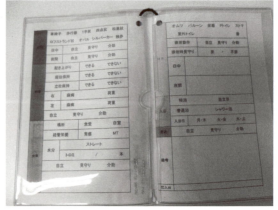

写真2　ADLカード（内容）

6. 入院デイケアの実際

（1）開催頻度

　開始当初から毎日開催していましたが，時間は13時30分～15時30分の2時間でした。当時は療養病床だったため，リハビリもなく，その時間は患者が集中して参加されていました。

　現在ももちろん毎日開催しており，時間も9時～17時30分に延びました。回リハ病棟のため，全員の患者にリハビリテーションがあります。そのため，リハビリのスケジュールの合間を縫っての参加になります。

（2）開催当初のプログラム～現在まで（表1）

　健康チェックは，リハビリスタッフと看護師が，食堂で血圧・脈拍・体温のチェックを行います。

　リアリティオリエンテーションは，今日の日付け・曜日・季節に関する話などを行い，担当者・出席者の自己紹介などを行っています。

　リズム体操は，市販のDVDで歌に合わせた体操を行います。体操ができない方も歌を歌うなどして参加されています。

　便秘体操は，当院の排泄ケアチームのリハビリスタッフが考えてくれたもの

表1　プログラム

開催当初	13：30～	レクリエーション（数字遊び・ボール運動・風船バレー・しりとり・歌や歌に合わせての運動・楽器の演奏・回想法・映画鑑賞など）
	14：30～	ラジオ体操
	15：00～	お茶の時間
現在	8：30～	健康チェック
	9：30～	リアリティオリエンテーション
		リズム体操　便秘体操
		休憩
	10：50～	起立訓練
	11：00～	休憩
	11：20	健口体操（口の体操）
		昼食
	14：00	レクリエーション（テーブルホッケー・風船バレー・かるた・うちわでゲーム・輪投げ・積み上げタワー・映画鑑賞・歌おう会など）
		休憩
	15：05	ラジオ体操
	15：10	起立訓練
	15：20	お茶の時間
	16：00	ビデオ鑑賞または回想法（おしゃべり会）
		手作業
		休憩
	17：15	健口体操

3…患者の心身の活性化を図るための入院デイケア

です。5分程度の短い時間ですが，上半身のひねりなどを入れて腸蠕動を促すような体操になっています。

　レクリエーションの具体的な方法については，日々デイ担当者が変わるため，誰でも担当できるようマニュアルを作成しています。レクリエーションメニューも1カ月ごとにカレンダーを作成し，食堂に張り出しています。レクリエーションメニューに関しては，その日の参加状況や対象患者，リクエストなどにより変動があります。少しでも盛り上がるよう，患者に喜んでもらえるよう工夫しながら行っています。

　また，毎月1回音楽の先生がボランティアで来てくださり，キーボードとパソコンで演奏しみんなで大合唱をしています（歌おう会）。大きな声で歌うことで，患者はもちろんのこと，スタッフもストレスを発散しています。この先生は，回リハ病棟開設当初の患者で，入院当時，リハビリの一環としてデイケアで週に1回キーボードを演奏してくださっていました。退院後も月に1回来てくださっています。お元気な姿を拝見できることも嬉しいし，本当にありがたいことだと思います。

　健口体操（口の体操なのであえて健康ではなく健口にしています）は療養病床の頃から行っている嚥下体操です。口の周りの筋肉を動かすことで，舌がなめらかになり，食べ物が飲み込みやすくなります。誤嚥性肺炎を予防し，少しでもスムースな摂食嚥下ができるよう食前に行っています。

　起立訓練は，リハビリ以外の空いている時間に病棟リハビリとして何かできないかと考え，2017年より開始しました。午前午後の2回行っています。デイケア担当者のかけ声で一斉に起立しながら，数を数えていきます。10回ごとに休憩をとりながら，午前50回・午後50回の計100回行います。初めは10回20回しかできなかった患者も，毎日行うことで徐々に体力や筋力がつき，50回の立ち上がりを皆さんと一緒に行えるようになっていきます。また身体的な向上ばかりではなく，初めはいやいや行っていた患者も毎日行うことで日課となり，周りの患者と競い合ったり，励まし合ったりすることで，チームワークができ笑顔で行えるようになっています。日常生活では，トイレ動作やベッド・車椅子への移乗，入浴時の移乗など立ち座りが必要な場面はたくさんあります。病棟で起立訓練を行うことで，実際の日常生活での介助量が軽減できた例もあります。また意欲が向上したことで，そのほかの自主練習も積極的に行えるようになり，結果として早期回復，早期自宅退院につながっていくと思います（写真3）。

　回想法では，季節の行事や食べ物・昔の写真などを見ながら，それにまつわる話を患者に自由に話していただいています。いろいろなお話を伺うことで逆にスタッフが，患者のことを人生の先輩として再認識する場面もあるようです。

　手作業は，広告の紙でゴミ入れを折ったり，季節の掲示物の小物を作っていただいたりしています。「私（看護師）が1人でするのは大変だから，皆さんに手伝ってほしい」とお願いすると，夕暮れ症候群で「家に帰らんといけん」と言われていた方も「それは大変，ちょっと手伝おうか」と手伝ってくださいます。手伝ってもらって「本当に助かった」と伝えることで，「自分も誰かの役に立っている。役割がある」と感じて穏やかに過ごせるようになるのではないかと

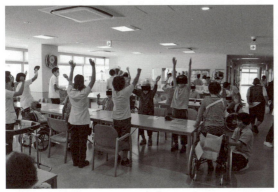
写真3 起立訓練

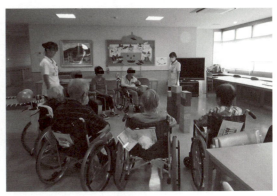
写真4 レクリエーション（箱倒し）

表2 起立訓練表
A・B 氏名 _____

2018年 11月　起立訓練記録カード

木	金	土	日	月	火	水
1	2	3	4	5	6	7
8	9	10	11	12	13	14
15	16	17	18	19	20	21
22	23	24	25	26	27	28
29	30					

思います。

　デイケア参加への促しとしては，健康チェック，リズム体操，起立訓練，レクリエーション，ラジオ体操などの開始前に放送をして知らせたり，受け持ち看護師が病室を巡回し声かけをしたりしています（写真4）。レクリエーションは，患者の好みによって参加不参加が決まることがあるのですが，リズム体操，起立訓練は自主トレの意味合いも兼ねており，意欲のある方は積極的に参加されています。また，起立訓練は起立訓練表（表2）を毎月作成しており，起立できた数を記入することでモチベーションアップにつながっているようです。

　そのほか，院内の行事として，ボランティアによる「コーラス」「弦楽四重奏による演奏会」「フラダンス」「秋祭りのお神輿巡行」「クリスマス会」などがあります（写真5・6・7）。

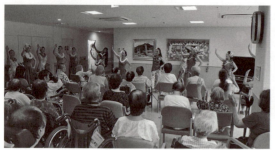
写真5　フラダンス

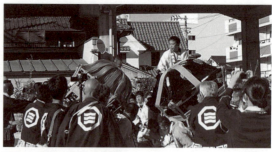
写真6　秋祭りのお神輿巡行

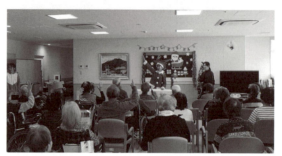
写真7　クリスマス会

表3　デイケア予定表

日	月	火	水	木	金	土
	1 起立訓練/リズム体操 テーブルホッケー	2 起立訓練/リズム体操 風船バレー	3 起立訓練/リズム体操 うちわでゲーム	4 起立訓練/リズム体操 かるた	5 起立訓練/リズム体操 ボーリング	6 起立訓練/リズム体操 うちわでゲーム
7 起立訓練/リズム体操 秋祭り	8 起立訓練/リズム体操 魚釣り	9 起立訓練/リズム体操 風船バレー	10 起立訓練/リズム体操 リハレク	11 起立訓練/リズム体操 うちわでゲーム	12 起立訓練/リズム体操 風船バレー	13 起立訓練/リズム体操 ビデオ鑑賞
14 起立訓練/リズム体操 積み上げタワー	15 起立訓練/リズム体操 輪投げ	16 起立訓練/リズム体操 アンパンマンゲーム	17 起立訓練/リズム体操 魚釣り	18 起立訓練/リズム体操 ボール遊び	19 起立訓練/リズム体操 積み上げタワー箱倒し	20 起立訓練/リズム体操 テーブルホッケー
21 起立訓練/リズム体操 魚釣り	22 起立訓練/リズム体操 積み上げタワー	23 起立訓練/リズム体操 風船バレー	24 起立訓練/リズム体操 リハレク	25 起立訓練/リズム体操 テーブルホッケー	26 起立訓練/リズム体操 積み上げタワー	27 起立訓練/リズム体操 歌おう会
28 起立訓練/リズム体操 ビデオ鑑賞	29 起立訓練/リズム体操 うちわでゲーム	30 起立訓練/リズム体操 積み上げタワー	31 起立訓練/リズム体操 魚釣り			

(3) スタッフの役割分担

　デイケア担当看護師1名と看護補助者1名が，進行役や見守り役となって開催しています。そのほかのスタッフはトイレ介助などをそのつど手伝ったり，自分の受け持ち患者がデイに参加している様子を適宜観察，声かけをしたりしていますし，起立訓練時は原則全スタッフが参加するようにしています。

表4　現在の入院デイケア(一般病棟, 地域包括ケア病棟, 回復期リハビリテーション病棟)

スタッフ	デイケア担当の専属看護師(1名), 専属看護補助者(1名) 午後の起立訓練には, リハビリスタッフ(2〜3名), 看護師(3〜4名)が追加で参加
実施時間	毎日：9時〜17時
実施場所	食堂兼談話室
対象	病状の安定している全患者, なかでも認知症状のある患者
参加人数	25〜30名

　それ以外に病棟の係としてデイケアグループを作っています。これは, 年間を通じて担当する看護師を数名決めており, 毎月のレクリエーションメニュー表・食堂の季節の掲示物・起立訓練表の作成などを行っています(表3)。

　現在のデイケアについて表4にまとめました。

7. 導入前後の効果

(1)導入当時の患者内訳

　2005年2月〜2006年8月の患者内訳は以下のとおりです。

- ・療養病床：52名
- ・年齢73〜105歳
- ・平均年齢85.4歳
- ・基礎疾患は脳血管障害患者が72%
- ・障害老人の日常生活自立度判定基準B1以上81%（42名）
- ・認知症高齢者の日常生活自立度判定基準ではⅢa以上の患者が54%（28名）を占めていました。

(2)患者の状態変化についてのスタッフアンケート結果

　患者の状態変化を, 当時のスタッフへアンケート調査をしており, その結果は以下のとおりです。

- ・患者同士のコミュニケーションが多くなり表情が明るくなった。
- ・看護師がデイケアに参加するため, 巡回時に「楽しかった」「よかった」などの声が聞かれた。
- ・夜間のおむつ交換時にすぐ覚醒し, しばらく入眠できなかった患者が, おむつ交換後すぐ入眠できるようになり, 日中眠っている時間が減った。
- ・夜間の不穏が減り転落事故がなくなった。

　回リハ病棟に移行してからも, 不穏やリハビリ拒否があった患者で, レクリエーションや起立訓練に参加し, その流れでリハビリができるようになった方もいらっしゃいます。

　デイケアが常態化した今では, 効果を実感する機会が少ないのですが, 入院当初はデイケア参加を拒否されていた方が, 入院生活に慣れスタッフとも交流が取れ始めるとともに, デイケアに参加されて笑顔が増えたり, リハビリにも

積極的になったりして、急速にADLが回復するケースも経験しています。また、デイケアに参加することで穏やかになったり、友人ができて切磋琢磨したり……などなど、いろいろな患者の様子がデイケアの効果を表しています。

また、回復期リハビリテーション病棟協会の提唱するケア10項目宣言中の、「日中は普段着で過ごし、更衣は朝夕実施しよう」「排泄はトイレへ誘導し、オムツは極力使用しないようにしよう」「食事は食堂やデイルームに誘導し、経口摂取への取り組みを推進しよう」の3項目を実践していく中で、デイケアとの相乗効果を実感しています。

病衣で過ごしていた方が、家族の協力を得て、自分の服を持ってきてもらい着替えるだけで、表情や顔つきが変わるのです。「自分の服に着替える」ことで、その人らしさが現れるのではないかと思います。特に女性の患者は、「その服よく似合っていますね」「とても、きれいな色のブラウスですね」などの声かけに「もう、ずいぶん昔の服なのよ」「娘が買って来てくれたの」など、嬉しそうに笑顔で答えてくださいます。

「排泄」に関しても、デイケア中にトイレ誘導の声かけをしていく中で、尿意や便意の訴えがなかった患者が、「私も行ってみる」と言われたり、拒否のあった患者にスムースにトイレ誘導ができるようになったりしています。

食事も、みんなで食べることで、摂食拒否の患者が少しずつ食べるようになった事例も経験しました。

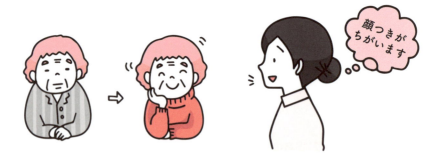

8. データ評価について

データ評価は行っていません。

9. 看護師への効果もしくは看護師の変化

2005年のデイケア導入当初、約1年での患者の状態変化を当時のスタッフに対してアンケート調査をしており、その結果は以下のとおりです。
・患者と共通の話題をもつことで、患者と看護師との距離が近くなり、患者の生活リズムの中に看護師が深くかかわることができるようになった。

・患者の見守り時間が増えたことで，患者1人ひとりの生活自立度，精神状態の把握が以前より正確にできるようになり，危険動作の回避ができ，事故を未然に防げるようになった。
・業務の変更は看護師の重荷になることなく，むしろ以前よりスタッフ間の助け合いの気持ちが強くなった。
・離床の重要性と患者とのかかわりの必要性を，再認識することができた。

アンケートには出ていませんが，レクリエーションに対しては，やはり得手不得手はあるようで，苦手意識をもつ看護師が多いように感じます。

また，デイケアを取り入れていなかった一般病棟のスタッフからは，「療養病床は暇だから患者と遊んでいる」と思われて悔しい思いをしたり，特に若いスタッフから「これも看護ですか？」と疑問の声が上がったりしたときもありましたが，行動・心理症状が改善していくなどの結果が出たことで，一般病棟の患者もデイに参加するなど，スタッフの見方も変わってきました。

現在，回リハ病棟になってからも，レクリエーションへの苦手意識があることは変わりませんが，車椅子で参加されていた患者が歩行器で参加されるようになるなど，患者が回復していく様子を感じたり，喜んでいただいている様子や笑顔を見たりすることで，看護師は「苦手だけれども頑張ろう」と考え取り組んでいるように思います。

10.今後の課題

現在取り組んでいること，これから取り組もうとしていることについて述べたいと思います。

現在取り組んでいることは，高齢患者のリハビリとデイケアの時間配分です。「デイケアに参加して疲労感が残りリハビリが進まない」ということがないように，適度な休憩時間を入れながら，デイケア参加やリハビリ時間など，個別の1日のスケジュールを決めています。

次に，これから取り組もうとしていることです。

1つ目は，マンネリ化したレクリエーションの変更を検討していますが，なかなか難しいです。スタッフがまず楽しまないと，患者は楽しんでくれないと思っていますので，スタッフも患者も楽しめて，ためになるレクリエーションを考えていきたいと思っています。

2つ目は，いわゆる「夕暮れ症候群」の対策として，ナイトデイ（夕食後から就寝までの時間）を検討しています。人員確保の問題などありますが，実現できるように努力していきます。

何かを始めようとしても，「〜だからできない」「〜だから無理」とできない理由を考えてしまいがちですが，できるようにするにはどうしたらいいのかを考え，「患者の笑顔」のためにスタッフで協力し合い，知恵を絞ってデイケアに取り組んでいきます。

3…患者の心身の活性化を図るための入院デイケア　　87

Column

お茶の時間のこだわり

山本　比呂美 ● 看護師長

　デイケア開始当初から，"バラ色カフェ"と称して午後にお茶の時間を設けています。これは，リハビリを頑張っている患者に「少しでもホッとできる時間」を提供したいと考え，設けた時間です。提供する飲み物はインスタントのコーヒー・紅茶・日本茶の3種類です。その中で，せめてカップだけは「本物のカフェ気分」を味わってもらうために，陶器のカップを使用しています。落として割れたら危険との理由でプラスチック製のコップにしてはどうか，との意見もありましたが，「ホッとできる時間」には「本物のカフェ気分」が必要と伝え，現在も陶器のカップを使用しています。

　使用している陶器のカップ類は，スタッフが持ち寄ったものです。カップの数が減ったなと思ったら，いつの間にか可愛いカップが増えています。気づいたスタッフが補充してくれているようです。

　糖尿病などのカロリー制限，トロミが必要などの情報は，一覧表を作成し情報共有を行い，実施しています。

　「コーヒーのために起立訓練を頑張る」と言われる患者など，楽しみにされている方も多い「お茶の時間」です。院内で飲み物や砂糖の寄付を募るなどスタッフに支えられているこの時間を，これからも続けていきたいと思っています。

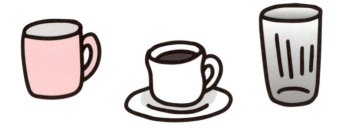

4 公益財団法人 豊郷病院

患者が在宅で安心して,
その人らしく暮らすために
――排泄の自立の支援と意思決定の支援

力石　泉 ● 地域包括統括部長(2019年3月まで総看護部長)

【公益財団法人 豊郷病院の概要】
所在地…滋賀県犬上郡豊郷町八目12
診療科数…22科／病床数…338床(うち一般病棟105床, 地域包括ケア病棟51床, 認知症対象地域包括ケア病棟32床, 回復期リハビリテーション病棟30床, 精神科急性期治療病棟60床, 精神療養病棟60床)
平均在院日数…19日／職員数…436名(うち看護職員数224名)
看護配置…10対1／加算…一般病棟入院基本料4, 地域包括ケア病棟入院料2, 入退院支援加算1, 認知症ケア加算1, 患者サポート体制充実加算等
・院内デイケア実施病棟
一般病棟(急性期), 地域包括ケア病棟, 認知症対象地域包括ケア病棟, 回復期リハビリテーション病棟

1. 病院・病棟情報

(1)病院紹介

　公益財団法人豊郷病院(以下, 当院)は, 1925年に, 3歳の娘さんを病気で亡くされた地元の方の寄付により設立されました。団塊世代が後期高齢者になる2025年に, 100周年を迎えます。その時々の地域住民の疾病状況に対応しつつ, 1957年に精神科を開設し, 保健医療圏域内の精神科医療を担ってきました。1995年には滋賀県の委託を受けて, 認知症疾患医療センターを開設しています。職員は, 当院の基本理念「豊かな郷で　心と体の健康を　家族のように」を実践するため, 人の心と体に起きている現象のありのままを見つめ, 患者・家族とともにその人らしい回復, その人らしい生き方ができるように取り組んでいます。精神疾患や認知症があっても, 患者が安心して入院できる総合病院を目指しています。

　当法人は, 1996年に介護老人保健施設, 1997年に訪問看護ステーションを開設しました。2000年の介護保険制度発足後, デイサービスセンター, グループホーム, 居宅介護支援事業所などの介護事業関係の11施設を近隣市町で運営しています。職員は, 地域住民が安心して暮らせるよう, 地域の医療・保健・福祉を支えることが使命と認識しています。

(2)病棟情報

　2007年に脳神経外科医が1名となり, 脳血管障害急性期の患者を受け入れることができなくなりました。2012年に回復期リハビリテーション病棟を開

設し，2014年には一般病棟（急性期）の1つを地域包括ケア病棟に変更しました。看護部は「その人らしさの回復をめざし　その人らしく生きることを支える」ことを理念として，新たな認知症や寝たきりの患者を増やすことがないような看護をしたいと回復期機能を強化してきました。

近隣にクリニックや診療所が少なく在宅療養支援診療所がないことから，当院がかかりつけ医としての役割も担っています。近年独居や老人のみの世帯の患者も増え，外来通院中から支援を必要とする患者が多くなってきました。そうした流れの中で当院は，2016年4月に近隣4町からの委託を受けて認知症初期集中支援チームを結成し，認知症の早期発見・早期対応に向けて活動を開始しました。同時期に，在宅療養サポートセンターを開設し，地域包括支援センター，訪問看護ステーション，居宅介護支援事業所等のケアマネジャーや外来看護師との情報共有と相談により，外来患者の在宅療養支援を実施しています。現在の連携件数は，1カ月に250件前後です。2017年12月からは，患者の要望を受けて訪問診療をスタートし，患者の希望に沿った在宅看取りも開始しました。

2019年4月に医療療養病棟を「認知症対象地域包括ケア病棟」へ転換しました（p.108にて詳述）。

2．院内デイケアの導入目的

(1) 導入前の状況

2008年当時，看護師たちは，認知症・せん妄患者の対応に疲弊していまし

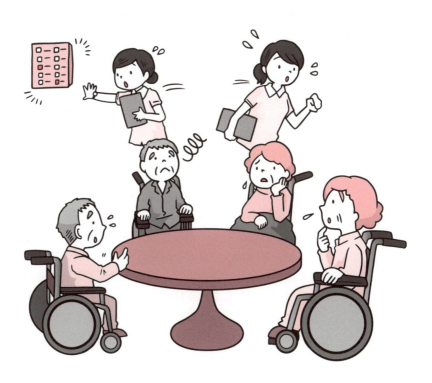

た。看護師は，患者を車椅子に乗せナースステーションに移動させることで日中の覚醒を促進しようとしました。多い日には10人以上の患者がナースステーションにいるという光景もあり，患者は食事もナースステーションで食べていました。

しかし，患者が受けた刺激は，職員同士の会話，忙しく動き回る職員の足音，セントラルモニターの音，時にはアラーム音に加え，「今トイレに行きましたよ」「ちょっと待ってください」「動くと危ないです」とどこからともなく聞こえてくる看護師の声などです。トイレに行きたいという基本的欲求に対しても十分に個別対応できず，誰も患者としっかりと向き合って会話をすることができていない状況でした。患者が耳にする音は，単なる騒音でしかない状態ともいえました。

夜間カーテンに閉ざされた空間にいる患者は，看護師にとって観察が困難です。そうした中で看護師は，安全のためにという理由から身体拘束をすることもありました。夜間でなくても大切なチューブが抜かれては治療ができないと判断し，上肢を固定するかミトンを装着することもありました。入院して治療が開始され体力が回復し元気が出てきた患者は，この不快な状況から何とか抜け出そうとベッド上で起き上がり，ベッド柵を外し下に降りようとします。看護師は，さらに危険な状態になっていると判断し，体幹抑制帯や離床センサーを使用します。時には，看護師が車椅子の患者とともに夜間のおむつ交換にラウンドしていることもありました。

病気による脱水，低栄養，低酸素，痛み，掻痒，不快感，治療によるチューブ類の挿入，点滴などの規制が原因で，せん妄を発症することはよく知られています。しかし，看護師が安易に行ってしまっている身体拘束や患者との対話不足がせん妄の引き金になることもあるのではないか，と考えました。認知症や寝たきり患者を増やしているのは，急性期病棟における環境と看護が原因かもしれないと気づかされました。看護師が患者のもつ力を引き出し，患者が安心して治療を受け安全に動ける療養環境はどうすれば整えられるのか，看護部として対策を講じなければと考えました。

(2)人的・物的な療養環境整備の検討

認知症疾患医療センターをもつ当院には，身体疾患の治療をするために認知症をもつ患者が入院してきます。入院により身体疾患は治癒しても，認知症が進行し，日常生活動作（以下，ADL）が低下したのでは，元の生活に戻ることはできません。できるだけ入院前の生活に戻すためには何が必要かを考えました。

入院前はトイレで排泄していた患者が，入院を機におむつやリハビリパンツを使用することが多々あります。多くの家族が「トイレに行けないと家には帰れない」と，排泄の自立を退院のタイミングとして考えます。入院前の生活に戻るためには，患者の排泄の自立が最優先課題だと考えました。

排泄の自立から進める自立支援と，患者の意思を引き出す意思決定支援を目指した人的・物的な療養環境整備の具体案を検討することにしました。

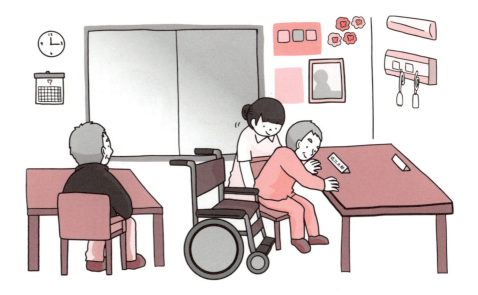

3. 企画から導入までの院内の手続き

(1) 人的環境の整備

　患者が排泄を自立するための第一歩は，看護師や看護補助者が患者の便意・尿意をタイムリーにキャッチすることです。ナースコールを押すことができない患者もいます。患者の傍らでサインをキャッチするか患者の訴えを聞き取るしかありません。患者が安心して過ごせる場所をつくり，サインをキャッチできる人員の配置が必要です。

(2) 物的環境の整備

　病棟には広い食堂がありますが，落ち着いて過ごせる場所ではありません。一般病棟にはナースステーションから最も遠い場所に東向きの大きな窓のある静かな4床部屋があり，デイルームに最適だと考えました。日常生活で目にする時計・新聞・テレビ・カレンダーなどが身近にあれば，現実を認知する機会が増えます。患者の足底がしっかり床につく高さが選べる椅子と机があれば，自分で立つ機会が増え，下肢の筋力低下を予防することができます。

(3) 合意形成

　病床を4床減らしデイルームとして活用するためには，病院の理解と支援が必要でした。さらに人員配置のため，看護補助者の雇用を申請しました。
　場所を確保しても，病棟スタッフがデイルームを活用し効率よく運用しなければ効果は見えてきません。師長会で，合意形成を図る必要がありました。どの師長も現状に納得しているわけではなく，問題も認識しています。デイルームに来る患者は誰が決定して患者にどう説明するのか，家族への説明は誰がい

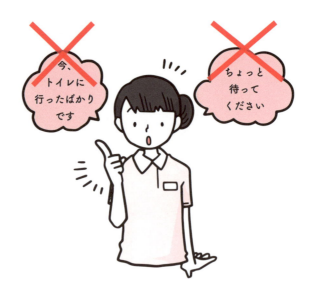

つするのかなど，さまざまな問題を洗い出してマニュアルをつくりました。

　日中の覚醒を促し生活リズムを整えるためには，離床できる時間をつくる必要があります。月〜金曜日の午前と午後に院内デイケアを開設することにしました。院内デイケアではトイレでの排泄を原則としました。そのためにおむつからリハビリパンツに切り替え，患者の排泄の訴えには必ずその場で応じるというルールをつくりました。「今，トイレに行ったばかりです」「ちょっと待ってください」は禁句としました。

　まずは認知症患者が最も多く，離床を進めやすい整形外科病棟でデイルームを試験的に開設することにしました。マニュアルの作成と並行して，スタッフ教育を実施しました。看護補助者はデイケア専従とし看護師は日替わりで担当します。リハビリスタッフと連携して，患者のできることを理解して待つことの大切さや安全確保の方法などを，デイケア専従の看護補助者に指導しました。自宅の居間で過ごすように，患者自身がしたいことを引き出すかかわりについても指導しました。デイケアにかかわるスタッフは，具体的にイメージができるようになると，デイルームに必要だと考えるさまざまな小道具を整え始めました。職員が持ち寄った雑誌や本，パズルに使わなくなったおもちゃ，そして患者が自分の居場所に迷わないよう名札入れも揃え，2010年7月に院内デイケアがスタートしました。

4．ケアの方針としくみづくり

(1)患者の変化

　院内デイケアの効果は，2カ月ほどで実感できました。参加初日，他患者の排泄の訴えのたびにつられて何度もトイレを往復していた患者は，数日で尿意と便意が戻り，自分のリズムでトイレに行くようになりました。椅子から車椅子，車椅子から便座への移動を繰り返しているうちに，数日で車椅子ではなく

歩行器を使用して移動するようになる患者の変化も見られました。排泄のパターンがわかると，夜間トイレに誘導するプランが立案できます。夜間の身体拘束は不要となります。見当識の戻った患者が「前は夜だけ，くくられていたのよ」とデイケアスタッフに話すこともありました。看護師が認知症だと決めつけていた患者も，せん妄が改善し対話できるようになると，ナースコールを自ら使用し，車椅子に自ら移乗してトイレに行くようになりました。機能的な問題がない限り，尿意や便意は戻り，排泄が自立できるようになることを実感しました。排泄の自立により自尊感情がよみがえり，患者は自分の意思を表現することが増えてきました。カーテンに閉ざされた空間では全く食欲のなかった患者が，デイルームでは自ら食事をおいしそうに食べました。生活リズムが整うと，睡眠薬に頼ることなく睡眠できるようになりました。

(2) 患者が必要としている説明

　患者が元気になるという成功体験を得た看護師は，院内デイケアの活用方法を少しずつ理解するようになりました。デイルームの定員は，12名としていましたが，他病棟からも患者が集まってくるようになると需要と供給のバランスが崩れていきました。さらに，1年後転倒転落発生件数は減少したものの，院内デイケアのない土・日曜日に転倒転落の発生が多いことがわかりました。どの病棟に入院しても同じような環境で同じケアを提供できるように，2013年までにすべての病棟にデイルームを整備し，「月～金曜日の午前・午後」と「土・日曜日と祝日の午前中」にデイケアを開設することにしました。

　認知症・せん妄患者のケアの基本は，患者の欲求や要求に寄り添った個別対応だと考えています。看護師はどのように患者を理解し，どんなふうに患者と向き合っているのでしょう。看護師は，患者には入院してきた意味，なぜここにいるのか，今行われている治療や処置の目的など「説明してもわからないだろう」と決めつけ，インフォームドコンセントという大切な過程を飛び越えて

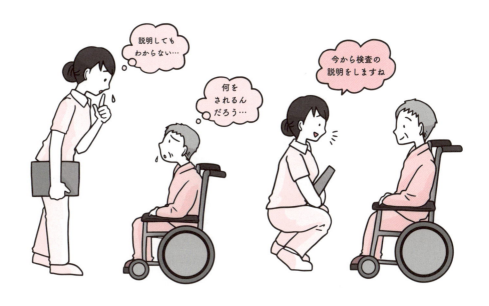

「早く点滴をして元気にしてあげたい」と治療や処置を進めていくことはないでしょうか。患者の目を見て自己紹介をして，わかるようにゆっくり説明することで，患者は見当識を戻していきます。私たちは，患者のもつ力をアセスメントすることなく，やらなければならない治療や処置をこなすことに集中してしまいがちです。入院時より現実を把握できない患者にゆっくり簡潔に「今」の説明を繰り返すことで，せん妄を発症することなく治療を受け入れるようになる患者もいます。

　急性期病院から当院の回復期リハビリテーション病棟に転院してくる直前まで身体拘束を受けていた患者は，他者を受け入れることができなくなっていることがあります。歩けるにもかかわらず拘束を受け，常に大声を上げていた患者には，当院に転院後，身体拘束はせずスタッフが患者に寄り添い看守りをします。患者の言動には，必ず原因や意図があります。看護師は，寄り添って言動を観察することで，患者が何をしたいのか何をしようとしているのか判断できるようになります。看護師がタイミングよく声をかけケアを提供することで，患者は他者への信頼を取り戻します。寄り添われていることを受け入れられない患者も，徐々に他者を受け入れ交流できるようになります。しかし，せん妄が薬剤などにより引き起こされている場合もあるので，十分なアセスメントが必要です。

(3) 患者に合わせた個別ケア

　転院後のせん妄は，4日〜1週間ほどで必ず改善します。他者を受け入れ交流できるようになると，院内デイケアに参加して集団活動も可能となります。デイケアスタッフは，デイルームで安心して過ごす患者個々の「生きる力」「治る力」を引き出す個別対応を基本としてかかわります。看守りが必要な時期は短期間です。デイルームで過ごせるようになれば，人が本来もつ「人と交流する力」が生まれます。患者同士がお互いを仲間と認識し，協力し合ったり励まし合ったりし，自己効力感の向上が見られるようになります。

　個別ケアが基本ですが，マンツーマンで常に寄り添うことはかなり困難です。効率よく排泄のサインをキャッチし自立支援をする，あるいは患者の意思を引き出すために，デイルームという環境を整えています。病棟によって患者の状態は異なります。病状や個性の違う患者の状況に応じて，看守りとしてのマンツーマン対応や院内デイケアを活用するプランを立案しています。

　急性期の過程では，治療による規制や痛みへの対応をするために個別計画を立案し，早期離床と排泄の自立を目的として院内デイケアを活用します。回復期になれば生活リズムを整え，その人らしく一日を過ごすために院内デイケアを活用します。デイルームは，自宅における居間の役割をもちます。入院前の生活状況は，急性期においてはせん妄か認知症かを判断するために必要な情報であり，回復期においては一日をどのように過ごすかのヒントを与えてくれる情報となります。当院のある圏域内では，ケアマネジャーから病院へ提出する情報提供シート様式があり，入院2日以内に90%以上が病院に届けられています。看護師は，この入院前の情報を「患者が退院するときに目指す状態」としてとらえ，活用しています。

5．導入時のポイント

（1）各部署・職種への説明

　院内デイケア導入時，患者の自立支援をともに実践するリハビリスタッフ（作業療法士）に協力を依頼しました。協力していく中で，患者個々の能力を把握して個別にリハビリをするリハビリスタッフと，生活者として患者の療養環境を考える看護師では視点が違うと理解できました。視点が違うからこそ，情報を共有してチームで患者の自立支援・意思決定支援を実践していくことにより，患者に多様な利益がもたらされると実感しています。

　認知症疾患医療センターのセンター長である医師とは，認知症の鑑別診断や退院後に向けていかに支援を継続していくのかについて，話し合いました。必要時は公認心理師（当時は臨床心理士）による認知機能テストの実施などの協力を得ることにしました。開設して1年後の院内認知症研修では，センター長から「病棟看護師から夜間せん妄の電話がこなくなった」という言葉が出てきました。医師も効果を認めていました。公認心理師は，会話が増え他者との交流が増えることを変化として感じていました。

　主治医には，患者がいつから院内デイケアに参加するのか，何を目的としているのかなどを看護師が口頭で伝え，了承を得るようにしました。家族には，院内デイケアの用紙を作成してデイケア参加の目的がわかるように説明し，認知症疾患医療センターと連携していることも理解できるようにしました。2016年度からは，看護部で作成したパンフレットを使って家族が認知症やせん妄への理解を深めるようにかかわっています。さらに退院後の相談窓口も案内します。今では，院内デイケアがあるから当院を選んだという患者や家族，院内デイケアのある当院だから紹介したというケアマネジャーもいます。入院前はデイサービスの導入を拒否していた患者・家族が院内デイケアの経験をすることで，退院後に地域または介護保険のデイサービスを利用することにつながるケースも増えています。

（2）場所・予算の確保
❶場所の確保

　4床部屋をデイルームにすることは，病床が減少するため経営上大きな問題となりました。減少した病床は新たに回復期リハビリテーション病棟（後述）として新築することで経営上の問題は解決しました。2つある一般病棟（急性期）と地域包括ケア病棟では，階は違いますが同じ建物の同じ位置にある4床部屋をデイルームにしました。一般病棟（急性期）から地域包括ケア病棟に転棟する患者もいますが，同じ場所にデイルームがあるため患者の混乱は発生しません。認知症対象地域包括ケア病棟（旧：医療療養病棟）は別棟にあり，テーブルや椅子，テレビ等がすでに配置されていた食堂をデイルームとし，居間としての役割を果たしています。

　2012年5月に開設した回復期リハビリテーション病棟は，新たに建築した建物の2階にあります。デイルームは，2010年から開設していた院内デイケ

4…患者が在宅で安心して，その人らしく暮らすために　　97

アの経験を活かし，ナースステーションの向かいになる病棟の中央部に配置し，すべての患者が利用できるようにしました。

❷予算の確保

しかし，一般病棟（急性期），地域包括ケア病棟においては既存の4床部屋であるため，椅子・机（12名分），テレビ，ラジカセ，冷蔵庫など備品購入で1部屋につき約50万円の予算が必要でした。地域包括ケア病棟では，入院患者の40％前後がデイルームを利用するため，さらに机や椅子を増やしていきました。その人らしく過ごすために必要な物品やレクリエーション・行事にかかる費用は，担当スタッフが経理担当に請求できるようにしています。とはいっても，職員の家に眠っているものを最大限活用しています。園芸療法に使用するプランターや土，音楽療法に使用するキーボードやハンドベル，将棋やオセロ，トランプや花札，本や雑誌などスタッフからの提供で，デイルームにはさまざまなものが揃うようになりました。

（3）人員の確保

院内デイケア開設のために新たに雇用したのは，院内デイケア専従の看護補助者です。看護補助者には，患者からしたいことやできることを引き出し，その人らしく過ごせるように個々に働きかけていく役割を求めました。患者の移動動作においては，患者のやり方やできることを尊重して看守る「待つ」ことを求めました。すでに当院で働いている看護補助者は，患者とじっくり向き合うことに抵抗感があり，忙しく動いていなければ不安になるように見受けられたため，新たな人材を雇用し，教育することにしました。

回復期リハビリテーション病棟だけは，看護師を院内デイケア専従で配置しています。回復期リハビリテーション病棟では，すべての患者がデイルームを居間として使います。認知症・せん妄だけでなく，高次脳機能障害をもつ患者も対象となるため，看護師を専従としました。看護師は1人ひとりの患者がもつ力をアセスメントしたうえで，患者の意思を引き出し個々の活動をサポートすることもあれば，患者の思いをまとめて活動の内容を決める役割も担います。専従の看護師を1名配置することで，ほかの看護師やリハビリスタッフ，看護補助者と役割分担ができ，患者にとって効果的に協力し合うことができます。

（4）院内デイケアスタッフの体制

開設当初，各デイルームに専従の看護補助者として常勤者1名，パート1名を配置しました。その後，月〜金曜日の午前・午後のみならず土・日曜日と祝日も午前に開設するようになりました。さらに，2018年度からは「たそがれケア」と称してナイトケアを実施しています。専従の看護補助者だけではシフトが組めず，看護補助者すべての協力が必要となりました。当院の看護補助者研修では認知症研修が必須であり，2016年度からはユマニチュード研修も取り入れています。

2017年度院内デイケア利用率は，一般急性期の外科系病棟では入院患者の14.0％が利用し，内科系の病棟は18.5％，地域包括ケア病棟は34.8％でした。現在では，地域包括ケア病棟には院内デイケア専従の常勤看護補助者を配置し，

一般病棟（急性期）にはパートの院内デイケア専従看護補助者を複数配置しています。その日の受け持ち看護師は，受け持ち患者の観察にデイルームまで来ます。その日の院内デイケア担当になった看護師は，緊急入院患者の受け入れ担当になることもあり常時デイルームにいるわけではありません。しかし，デイルームにはナースコールがあるので，トイレ介助などでデイルームにスタッフ不在となる場合は必ず誰かが応援体制をとるというルールを作り，看護部スタッフ全員が協力体制をとっています。一般病棟（急性期）や地域包括ケア病棟においてマンツーマン対応が必要なときには，場合によっては師長自らが，1〜2時間患者の看守りをすることもあります。

　ナイトケアでは，就寝までの活動と合わせて排泄や口腔ケアといった通常のイブニングケアを実施することも目的としています。そのため，看護師と看護補助者がペアで担当しています。

(5) 参加対象者の基準設定

　看護師は，患者の回復を目的として院内デイケアを活用するというプランを立案します。プランの対象者は，何らかの見当識障害や記銘力低下があり，酸素吸入や点滴などの治療を受けていても安静臥床を必要としない患者です。しかしながら，患者の院内デイケア参加は，患者本人の希望を最優先します。日々，あるいは時間ごとに患者の意思は揺らぐので，参加ごとに確認します。1時間ほど座位で過ごせる体力があれば参加可能と判断しています。

　喀痰より何らかの細菌が検出されている場合は原則対象外としますが，全く痰の喀出がない場合は，状況に応じて参加可能とします。尿から細菌が検出されている場合は，バルンカテーテル留置など閉鎖状態が維持できる場合は参加可能としています。その他判断に迷うときは，感染管理室の感染管理認定看護師に相談しています。

　時には，認知症がなくても患者や家族が院内デイケアを利用したいと申し出る場合があります。そのときは，デイルームが利用できる状態であれば，患者本人の意思を尊重します。

(6) 患者本人・ご家族への説明と同意書

　患者は，実際に自分でデイルームを見て参加するかどうかを決めます。どこで過ごすかを患者自身が決めるため同意書は不要です。スタッフの説明不足でデイルームに行くことがうまく理解できなかった場合は，数分後に再度具体的な説明とともに参加の有無の確認をします。早期離床などデイケア活用の目的に合わせて，患者への説明や同意を得るためのかかわりが必要です。

　家族にはパンフレットを活用して説明し，時には患者とともに家族もデイルームで過ごします。患者や家族の特別な思いがある場合は，その思いや意思を多職種で共有するために，電子カルテ内の「コミュニケーションシート」に記載します。たとえば「母は，寂しがりなのでできるだけデイケアに参加できるように声をかけてください」「父は，相撲や高校野球の観戦が大好きです。相撲や高校野球があるときはぜひテレビをつけてください」など，家族の思いを書き入れます。そして，患者の日々の療養状況を家族にできるだけ伝えること

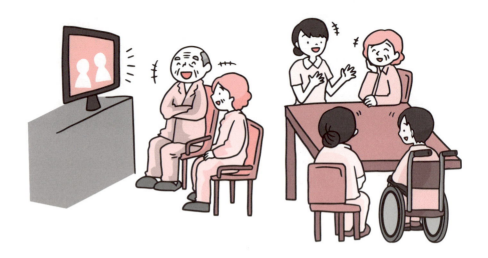

にしています。患者の状況を家族と共有することは，退院支援につながっていきます。「家では看ることが無理！」と話していた家族も，患者の回復していく姿に触れ家で生活できるかもしれないと思い始めます。患者自身が「家に帰りたい」と意思決定しても，家族の納得と地域の支援が整わなければ家に帰ることが難しい場合もあります。家族が生活者としての表情を取り戻した患者と過ごすことは，双方の安心感にもつながっています。

(7)デイケア時の申し送り，記録

　参加時には，受け持ち看護師から担当スタッフに申し送りがあります。参加時の様子は，電子カルテ内の「デイケア参加記録」に受け持ち看護師が入力します。看護補助者は気づいたことを参加メモ用紙に書き込み，受け持ち看護師に申し送ります。

　デイケアへの送迎については，後述します。

6. 院内デイケアの実際

(1)サロン「ひまわり」「なでしこ」の運用方法

　2つの一般病棟(急性期)，地域包括ケア病棟，認知症対象地域包括ケア病棟は，院内で転棟する場合もあり，デイルームはすべてサロン「ひまわり」と呼んでいます。回復期リハビリテーション病棟は建物も異なり急性期病院からの転院が多く，サロン「なでしこ」と呼んでいます。「ひまわり」と「なでしこ」は運用も異なります。

　一般病棟(急性期)，地域包括ケア病棟のデイルームは東向きに，認知症対象地域包括ケア病棟のデイルームは南向きに大きな窓があり，午前中に日光浴ができる十分な明るさを確保できます。

❶「ひまわり」(一般病棟(急性期)・地域包括ケア病棟)の1日

　一般病棟(急性期)，地域包括ケア病棟では10時の検温や午前中のケアが終了

する11時頃に患者がサロンに集まってきます。車椅子で移動してきた患者は，可能な限り椅子に移ります。患者は自分の名札を見つけて安心してそこに座ります。

テーブルの上には高齢者が好む2社の新聞が毎日置かれます。男性患者は一面から新聞を読みます。女性患者は，広告をまずチェックします。個々の患者の朝の居間での生活習慣を垣間見ることができます。女性同士は，広告だけで話が弾むことがあります。色彩豊かで季節感があり，かつ地元のスーパーの名前が記載してある広告は，利用価値があります。「皆さんの家ではどんなお雑煮をつくっていましたか」などとスタッフが投げかけるだけで会話が進みます。男性患者には，どんな記事を読んでいるかで興味関心に見当をつけ，声をかけていきます。個別対応が必要です。12時にはみんなで昼食を食べ，全員が口腔ケアを実施して，13時前には排泄を済ませて自室のベッドで休みます。ベッド上では酸素カニューレをすぐに外してしまう患者や，点滴のルートが気になる患者でも，デイルームでは別のことに意識が向くためチューブ類が気にならない様子を見受けることが多いです。

午後は，14時の検温終了後に患者自身の意思を確認してデイルームに送ります。午後はリハビリ室に行ったり，他科の受診があったりと患者の出入りは激しくなりますが，終了後はサロンに戻ってきます。16時までの時間，患者ができることやしたいことを見つける手伝いをして患者自身ですることを決めて過ごします。塗り絵であっても患者自身が選ぶプロセスを大事にします。詩吟の先生をしていた患者が，詩吟教室にいると思い込み，10数名の患者全員が詩吟の指導を受けているということもありました。もちろんスタッフも詩吟教室の生徒になりました。

夕方18時には，食事のために患者の意思を確認してデイルームに集まります。デイルームで夕食をとった後は，スタッフが個々の患者の意思を確認して，テレビのニュースを見たり，時代劇を見たり，録画した歌番組を見たりして過ごすことが多いです。面会に来た家族と談笑している姿を見かけることもあります。イブニングケアを済ませた後は消灯までの間，患者の意思でベッドに戻る時間を決めています。

「ひまわり」への送迎は，原則として朝の参加時・午前は受け持ち看護師が送ります。ナイトケアでは，デイケア担当である遅出の看護師と補助者が協力して送迎を行っています。

❷「なでしこ」（回復期リハビリテーション病棟）の1日

回復期リハビリテーション病棟の患者には，午前，午後ともにリハビリテーションの時間があります。日中リハビリテーションの時間以外は，居間であるサロンで過ごしてもらうために，サロンは何時でもオープンし利用できるようにしています。患者は，起床後普段着に着替えて過ごします。毎日10時にリハビリ体操をします。体操を呼びかける病棟内放送は，患者自身が行います。毎日午前・午後の2時間ずつサロン「なでしこ」で喫茶がオープンします。患者は，11枚綴りチケットを500円で買います。自分の好きな飲み物を注文して水分補給をします。たんぱく飲料もメニューにあります。見舞いに来た家族や友人と一緒にお茶を飲むこともできます。500円のチケット代金で，スタッ

4…患者が在宅で安心して，その人らしく暮らすために　　101

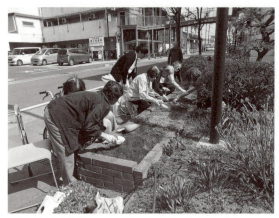
写真1　園芸療法①

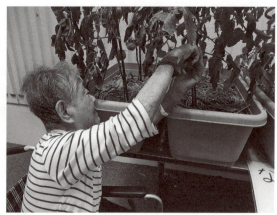
写真2　園芸療法②

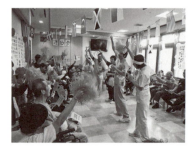
写真3　秋の運動会①

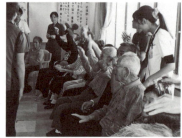
写真4　秋の運動会②

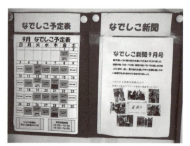
写真5　月間予定表・新聞

フは飲み物の準備をして提供しています。この代金の残りを利用して，月1回の料理レクレーションを企画しています。企画の段階から，患者同士で相談して決めます。患者が園芸療法(写真1，2)で育てた野菜や苺を使います。

　回復期リハビリテーション病棟では，年間行事を春のお花見，夏祭り，秋の運動会(写真3，4)，クリスマスパーティーの4回と決めています。回想法により患者から出た過去の思い出を再現します。そのほか患者のできることやしたいことをイベントにしてお茶会，カラオケ大会，音楽会等を開催します。患者が主体的に決め，スタッフはサポートに回ります。さまざまな行事には家族にも声をかけます。家族が，患者の回復状況を知る機会となっています。

　「なでしこ」への送迎は，看護師だけでなくリハビリスタッフも協力して行っています。

　認知症対象地域包括ケア病棟の院内デイケアは，「なでしこ」に準じて行われています。

(2) 開催頻度

　一般病棟(急性期)，地域包括ケア病棟は，デイケアを月～金曜日の11時～13時，14時～16時，18時～20時，土・日曜日と祝日は11時～13時，18時～20時に開催しています。しかし，休日に個別対応ができるスタッフが配置できないことがまれにあり，そのときはデイケアを閉鎖します。ナイトケアでは夕食後の洗面・排泄などのイブニングケアを実施するため，必ず毎日開催します。

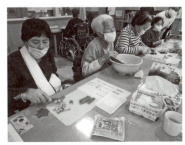
写真6　料理レクリエーション①
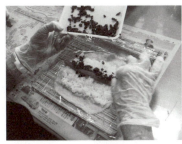
写真7　料理レクリエーション②
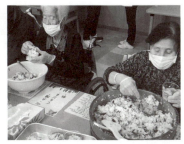
写真8　料理レクリエーション③

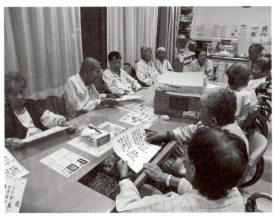
写真9　ナイトケア①
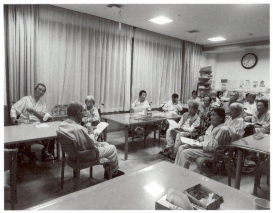
写真10　ナイトケア②

　デイルームを居間として活用している回復期リハビリテーション病棟と，認知症対象地域包括ケア病棟は，患者が覚醒している時間帯である6時〜21時は毎日デイケアを開催しています。

(3) 開催当初のプログラム〜現在まで

　デイケア開催当初から，原則プログラムを決めず患者がしたいことをして過ごすことにしています。現在では，午前中に脳と体の覚醒を促すことを目的としてリハビリ体操を取り入れました。入院期間が長期となる回復期リハビリテーション病棟では，平日と休日で体操の種類を変えて曜日の感覚を戻すようにしています。(写真5)

　患者ができることやしたいことを見つけるために，入院前の情報を活用します。患者や家族に聞き取りもします。家族が，編みかけの編み物や小物作りの材料を持参することもあります。患者が茶道や書道の先生の場合には，お茶会や書道教室が始まることもあります。デイケアスタッフは，デイケアに参加している患者の興味関心や特技，あるいは患者同士の関係性を見ながら，個別の活動や数名のグループ活動，また全員でのレクリエーションと柔軟に対応しています。

　料理レクリエーション(写真6，7，8)は，それぞれの患者ができることを作業工程として役割分担でき，各自が役割をもつことで自尊感情や自己効力感を高めることができます。園芸療法で育てた苺や野菜を使いできあがったものを食べることは達成感と満足感が大きく，患者の参加意欲も高まり，毎回多くの

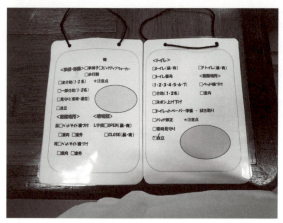
写真11　自立支援のためのカード

患者が参加します。片麻痺のある患者であってもボウルを持ち支える，あるいは混ぜる，包丁で切るなど患者同士が自然に協力し合って楽しんでいます。

季節行事の準備や，掲示物，カレンダー作成なども患者の意見を聞いて決めます。スタッフは材料など準備をしますが，患者の手で完成させます。患者自身が決めて患者自身ができたと思うプロセスのために，さまざまなプログラムがでてきました。

ナイトケア(写真9，10)は，住職である患者が「法話を話したい」と申し出たことから始まりました。夕食後の口腔ケアを済ませた19時少し前から始まります。スタッフは患者が好みの物を選べるように，コーラスをするための歌集やDVD，テレビの録画など準備をしますが，患者同士でトランプやオセロなどのゲームを楽しんでいることもあります。

患者が眠くなったり，布団に入りたいときに病室に帰ります(20時～21時頃)。

(4) スタッフが院内デイケアで行うこと

デイケアスタッフは，デイケアに初めて参加する患者にきちんと向き合うことからケアを始めます。患者を名前で呼び，自己紹介をしてからかかわります。患者の名札を用意します。旧姓で自己認識している患者の名札は，スタッフが旧姓を書き入れます。患者がデイルームを自分の居場所として認識できるかどうかは，参加初日の印象にかかっているといっても過言ではありません。

受け持ち看護師から申し送りを受けたデイケアスタッフは，その患者を誰と同じテーブルにするのか，どの位置に席を用意するかを決めます。他者との交流が難しい場合は，まずは窓の外を向く一人席を確保することがあります。デイルームに居ることが日常になれば，どの席に座るのか，どの席がいいのか，患者同士の関係性などを見てスタッフが適宜判断しています。

デイケアスタッフは，患者が望むときにトイレに行くことを原則としているため，患者がトイレに行きたいと欲求したときは，何度でもトイレに行きます。トイレ誘導が必要な患者の場合は，タイミングを見て声をかけます。患者のできることとできないことの情報を，リハビリスタッフは受け持ち看護師と共有します。回復期リハビリテーション病棟では安全確保のためにどの位置で看守るのか，どこで何を介助するのかがわかるように，患者用の歩行器や車椅子に自立支援のためのカード(写真11)をつけ，すべてのスタッフがわかるようにしています。

スタッフは，個々の患者を看ながら全体を見ることを要求されます。スタッフのその日そのときのかかわりで，患者は見当識や日常感覚を取り戻しながら回復していきます。

現在の院内デイケアについて，表1にまとめました。

表1　現在の院内デイケア

ひまわり〈一般病棟（急性期），地域包括ケア病棟〉

スタッフ	日替りで看護師（1名），デイケア専従看護補助者・看護補助者（常勤またはパート1名）
実施時間	月曜日〜金曜日：11時〜13時，14時〜16時，18時〜20時 土日祝日：11時〜13時，18時〜20時 （休日は個別対応できるスタッフが配置できないときは閉鎖）
実施場所	各病棟の専用デイルーム
対象	何らかの見当識障害，記銘力低下がある患者 酸素吸入・点滴などの治療を受けていても，安静臥床指示がない患者 1時間ほど座位で過ごせる体力のある患者　　　　　　　　　　など
参加人数	一般病棟（急性期）：12名，地域包括ケア病棟：19名
その他	・原則として，プログラムはなく，患者個々の行いたいことやできることを行う ・ボランティアによるレクリエーション実施の日はある

なでしこ（回復期リハビリテーション病棟）・ひまわり（認知症対象地域包括ケア病棟）

スタッフ	デイケア専従看護師（1名），日替りで看護補助者（常勤）
実施時間	毎日：6時〜21時
実施場所	専用のデイルーム（居間としても使用）
対象	回復期リハビリテーション病棟・認知症対象地域包括ケア病棟のすべての患者
参加人数	回復期リハビリテーション病棟：30名 認知症対象地域包括ケア病棟：32名
その他	・毎日10時にリハビリ体操を実施 ・毎日午前と午後に2時間ずつ，喫茶を開設 ・月1回，料理レクリエーションを実施 ・年4回，季節行事を実施（お花見・夏祭り・運動会・クリスマスパーティ）

7. データ評価について

（1）評価指標について

　院内デイケア開設当初から，デイケア開始日，毎週金曜日，退院日にN式老年者用精神状態尺度（以下NMスケール）とN式老年者用日常生活動作能力評価尺度（以下N-ADL）のデータをとっています。記銘力低下，見当識障害の回復が見え，排泄の自立や摂食状況がわかるように評価指標として選択しました。4年前からは，家族の協力を得て入院前の状態もチェックしています。

（2）データ分析結果について

　2016年度のデータでは，一般病棟（急性期）・地域包括ケア病棟に7〜20日間入院した患者には，認知機能，ADLともに入院前後でレベルは変わらないかやや改善傾向が見られました。入院前より改善していたNMスケールの項目は，「家事・身辺整理」「記銘・記憶」「関心・意欲・交流」であり，N-ADLの項目は，「摂食」「排泄」「歩行・起坐」でした。一般病棟（急性期）・地域包括ケア病棟で入院期間が21〜50日以内の患者は，退院時に認知機能，ADLともに入

院前のレベル近くまでは改善されていました。一般病棟（急性期）・地域包括ケア病棟に60日以上入院した患者は，デイケア開始日と退院日を比較すると，認知機能とADLは大きく改善はしますが，入院する前の状態までは戻りにくいことがわかりました。

8．導入前後の効果

　リアリティオリエンテーションや，新聞・テレビなど現実を認知する機会が多いことで，患者の見当識は戻ってきます。日中覚醒し生活リズムが整うことで，夜間眠れるようになります。ナイトケア実施後は，睡眠薬に頼ることなく自然に睡眠導入できる患者が増え，夜間の転倒転落件数は激減しました。
　さらに，急性期病院から回復期リハビリテーション病棟への転院後，環境の変化で発生していた夜間せん妄も激減しました。
　排泄のサインを見逃さず排泄の自立を支援することで，リハビリパンツから布の下着で退院する患者が増えました。排泄の自立により自尊感情がよみがえり，患者は自分の意思を表現できるようになりました。
　孤立感がなくなり，意欲の向上，食欲のアップ，自己効力感の向上につながっています。患者の表情が明るくなり笑顔が多く見られるようになることは，家族が家に連れて帰れるかもと思うきっかけになっています。

9．看護師への効果もしくは看護師の変化

　一般病棟（急性期）では，入院時から開始された点滴を患者自身が抜いてしまうということがよく起きていました。しかし，状況を丁寧に説明するだけで抜くことがなくなる患者もいます。刺入部に「大事」と書いて「大事なところを見せてください。大事にしていただきありがとうございます」と伝えることで，抜くことがなくなる患者もいます。
　また，ベッド周辺で患者が安全に安心して行動できるように，看護師は，行動レベルの表示や状況説明のための表示を個別に工夫するようになりました（**写真12**）。看護師が，患者の言動の原因を探り対策をとることで，看護師が患者と少しずつ向きあえるようになってきました。
　回復期リハビリテーション病棟へ転院してきた患者が，翌日，入浴の説明をした看護補助者を噛むということがありました。病棟師長は，患者が転院

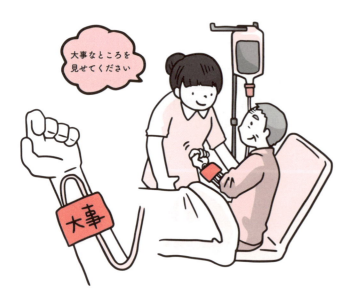

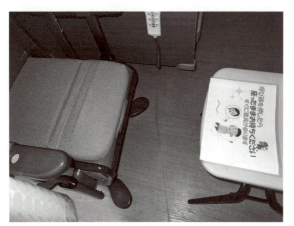

写真12　ベッドサイドのポータブルトイレ前の行動レベルの表示
「呼び鈴を押したら　座ったままでお待ちください　すぐに職員が参ります」

について納得していないのではないかと推測しました。主治医が,「脳出血発症から急性期病院での治療経過」「転院した目的」「今後の見通し」「今がんばること」について,患者・家族を含む多職種チーム全員に同じ場で説明をしました。その後,患者はスタッフと穏やかに対話できるようになりました。入院時に主治医が患者・家族を含むチーム全員に説明する流れは,初回カンファレンスのしくみとして継続しています。

(1)「3つの目」をもつ

入院時にせん妄状態となった患者が,廊下のあちこちで排尿をしたり,他患者のベッドで寝たり,胃管を抜いてしまうことがあります。しかし,看護師たちは「そのうちトイレの場所や自分の部屋を覚えてくださいます」「胃管は,注入のときだけあればいいので抜いても大丈夫です。そのうち自分で食べられるようになります」と,患者のもつ回復する力を信じることができるようになりました。

今起きている現象のアセスメントに加えて,患者が回復するために,何ができるかをさまざまな角度から考えることができるようになってきました。対策がうまくいかないときは,患者自身の状態が看護師に見えていないときです。看護師は,患者の人生の経過や仕事・家庭・趣味・家族関係・役割・価値観などを俯瞰する「鳥の目」,《今》起きていることの意味や原因を探る「虫の目」,回復過程,障害の受容過程,自立などにおける流れを見る「魚の目」をバランスよくもつことが求められると考えています。

当院では,看護師が患者や家族に「寝室環境や就寝時の習慣など快適な睡眠のために必要な情報」を聞き取り,その情報を活かして「明るさを調整する」「見慣れた時計を枕元に置く」ことや「手を握る」などのケアで睡眠が導入さ

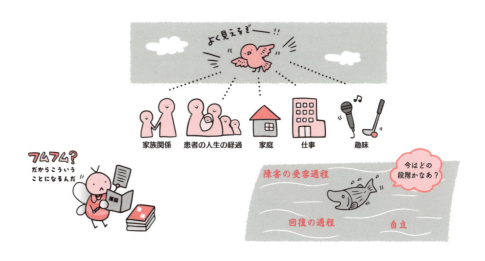

4…患者が在宅で安心して,その人らしく暮らすために　107

れるケースを体験しています。まだまだ十分とは言えませんが、看護師たちは体験を通して「鳥の目」「虫の目」「魚の目」の3つの目をバランスよくもつことを学んでいきます。

10.「共生」と「予防」を目指して

2019年1月より在宅療養サポートセンターに認知症看護認定看護師を配置した後、認知症の人の対応に困惑している家族やケアマネジャーなどからの相談は増えました。また、在宅療養サポートセンターと同時期に活動をはじめた認知症初期集中支援チームから、患者・家族の納得が得られないために認知症疾患医療センターの受診へつなげられないケースの相談を受けることもあります。行動・心理症状を発症した認知症の人が、精神科急性期治療病棟に入院する場合もあります。こうした現状から認知症の人や家族が困ったとき、タイムリーに医療として対応できる認知症対象の地域包括ケア病棟が必要であると考え、2019年4月に「認知症対象地域包括ケア病棟」を開設しました。

この病棟には、家族や介護施設職員が認知症の人への対応に戸惑っているうちに、さまざまな症状の出現とともに生活レベルが徐々に低下していったケース、認知症の人が落ち着かない、眠れないからと薬が増えていったケースなどさまざまな方が入院しています。グループホームなどの施設職員やクリニックの医師などからの相談も増えています。認知症についてどんなことでも話せる相談経路、患者・家族が納得できる入院経路を実現することで、タイムリーな介入が実現しました。

医療チームが患者のもてる力を示す運動機能、感覚機能、認知機能、内臓機能をアセスメントします。身体管理をはじめ、生活歴や趣味・特技などの情報もふまえて、環境調整、対応方法や生活リズムの整え方などを家族や地域スタッフと共有することで、認知症の人がもつ力が最大限に引き出され、安定した生活に戻ることができています。この病棟における院内デイケアは、個別対応と合わせて、グループ活動を積極的に取り入れ、他者との関係性の中で自尊感情を維持する場にもなっています。

認知症看護認定看護師は、院内だけでなく地域横断的に認知症ケアサポートチームの一員としての役割を果たしてほしいと考えています。身体疾患での入院や退院後の新たな困りごとの相談に応じ、医療としてすぐに対応し、院内医療チーム・地域スタッフとの連携で、できるだけ住み慣れた地域で、安定した暮らしが続けられるような地域包括ケアを目指していきたいと考えています。

患者にとって最善のかかわり方を院内スタッフや家族・地域スタッフとともに見つけ、経過を確認します。心身ともに安定した状態を維持することで、健康寿命を延伸し、さらには認知症施策推進大綱の「共生」「予防」の実現を目指すために、これからも認知症の人から学び続けたいと思います。

Column

「患者よし　職員よし　世間よし」
三方よしの精神

力石　泉 ● 地域包括統括部長（2019年3月まで総看護部長）

　近江商人には「売り手よし　買い手よし　世間よし」という三方よしの精神があります。他国に赴いて商売を行い地盤を築いていった近江商人は、信頼を得て商売を成功させるためには、その地域のことを心から想い地域に貢献することが必要であるという考え方に至ったのでしょう。当院の創設者も近江商人として成功された方です。創設者の郷土愛と博愛の創立精神に基づき、当院の職員は「患者よし　職員よし　世間よし」の三方よしの精神で、地域の医療・保健・福祉を支えていくことが求められています。

　どんなときでも患者にとって最善を考えるのが一番ですが、職員の犠牲や無理を重ねた実践は継続しません。どんなしくみがあれば職員がやりがいや生きがいをもって仕事を継続できるのかを考える必要があります。職員がワーク・ライフ・バランスをとりながら地域に貢献でき、地域住民の健康寿命が延伸し、その人らしく地域で暮らすことができれば世間よしとなります。

　日々行っている業務改善においても、同じことがいえます。私は、業務改善の内容が「患者よし　職員よし　世間よし」になっているか必ずチェックします。小さなしくみから大きなしくみまで、この三方よし精神で点検をすれば、綻びがどこから出てくるのか予測できます。特に世間よしの結果は、すぐに見えないこともあるため、将来を見据えて考えることが必要なときもあります。目先のことに踊らされることなく、未来を見据えて物事を考える訓練にもなると考えています。

　これからも、この三方よし精神を拠り所として、地域貢献できる病院を目指したいと考えます。

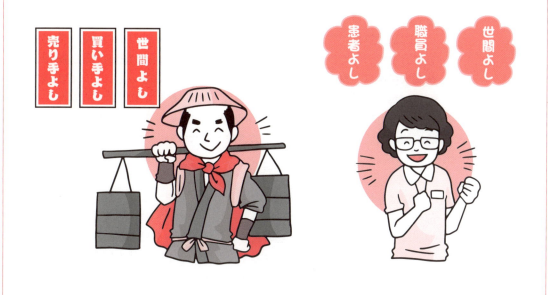

5 福井大学医学部附属病院

急性期病院で院内デイケアを定着させるために必要なこと
——看護師長の立場から

黒川　美幸 ● 看護部 看護師長

【福井大学医学部附属病院の概要】
所在地…福井県吉田郡永平寺町松岡下合月23-3
診療科数…28科／病床数…600床(うち一般病床559床，精神病床41床)
平均在院日数…12.3日／職員数…約1500人(うち看護職員…約650人)
看護配置…一般病棟7対1，精神病棟13対1／加算…看護職員夜間配置加算，急性期看護補助加算等
・院内デイケア実施病棟
　一般病棟，精神科病棟

1. 病院・病棟情報

(1)病院紹介・病棟紹介

　福井大学医学部附属病院(以下，当院)は，28診療科600床(一般病床559床，精神床41床)の福井県唯一の特定機能病院です。また，福井県の災害拠点病院，周産期医療支援病院，地域がん診療連携拠点病院など指定医療機関としての役割も担っています。2014年9月に新病棟を開設，入院病床を11の臓器疾患別センターに再編し，13病棟および集中治療部，周産期母子医療センターなどで入院患者を担当しています。

　入院基本料は，一般病棟7対1，精神病棟13対1，ほかに特定入院料を算定しています。また，基本診療科に関し36項目，特掲診療科に関し28項目の入院基本料加算を算定しています。看護体制に関するものとして，看護職員夜間配置加算，急性期看護補助加算を算定しています。平均在院日数は，12.3日(2018年8月現在)で，小児科・周産期母子医療センター・精神科病棟を除く一般病棟の入院患者の平均年齢は67.3歳です(2018年9月現在)。

(2)基本理念と看護体制

　当院は「最高・最新の医療を安心と信頼の下で」を基本理念とし，また看護部は「患者の人間としての理解の上に立ち身体的・精神的・社会的な側面から健康状態を明らかにして，その人のもつ潜在能力を最大限に発揮できるよう自立への援助を重視し，個別的看護を提供すること」を基本理念としています。

　臨床現場で実務に携わる看護職員数は約650名で，看護体制は2011年より当院看護部が開発したパートナーシップ・ナーシング・システム(PNS)を実践しています。これは2人の看護師が複数の患者を受け持ち，看護展開を行い，

互いに補完し相乗効果を発揮しながらその責任と成果を共有し，安心で安全な質の高い看護を提供するという看護方式です。

2. 院内デイの導入目的

　近年の高齢化社会に伴い，認知症既往のある患者が新たな病気を抱え，急性期治療を求め入院するケースが増えています。また，認知症の診断がされていなくても高齢者が緊急入院，緊急手術などの環境の変化に順応できず，せん妄を引き起こすことも少なくありません。

　2013年4月当時，筆者が看護師長として勤務していた消化器内科・神経内科病棟の臨床現場の中では「臥床していると寝てばかりいる」「抑制すればかえってそわそわしている。ルート抜去しそう，転倒しそう，目が離せない。でもずっとそばで見ていることはできない」「家族が来ないと話をすることもない」などの患者の状況がありました。少しでも離床を図ろうと車椅子に乗車させてみるものの，いつの間にかナースステーションで1人佇んでいる状態になりがちで「これでよいのだろうか」とジレンマを感じていました。医療的アプローチが優先されることは必須であり，「急性期病院だから点滴やドレーン，酸素やモニター，安静の必要性などがあるので仕方がない。治療が優先だから抑制も必要」という感情と，「でも何とかできないか。患者の尊厳や意思はどうだろうか。家族がこの姿を見たらどう思うだろうか」という倫理観をふまえた実践の狭間でのジレンマでした。複数の看護師も同じ感情を抱いていたことがわかったので，これは何かアクションを起こそうとレクリエーション（院内デイケア：以下院内デイ）を実施することになりました。

　看護師長としては，ただ実践するだけではなく管理上の問題もクリアにしていかなければなりません。さらに，院内デイの目的や目標も明確にしなければ，「ただのレクリエーション」ととらえられてしまいます。当初は「抑制を外す時間を確保しよう」「離床目的で車椅子に乗っているだけの状況はやめよう」という目的をスタッフの共通認識としました。

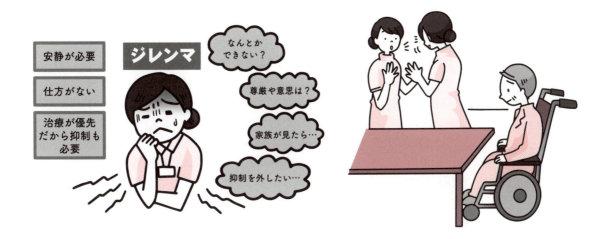

多忙な業務の中で，患者にとって善い看護を提供するために新しいことを始めることは容易ではありません。しかし，「患者にとって善い看護をしたい」という看護師の思いがあれば，何かできることを見つけ行動に移すことができます。当院が院内デイを導入できた背景には，トップダウンではなく現場の看護師からも「何かやりたい」という思いがあったこと，日頃から患者について意見を交わして実践につなげていたことがあったと思います。

看護師長としては，院内デイを通して自分たちが実践している看護について，「これでよいのか」という倫理的な気づきを養う場になることも期待しました。

3. 企画から導入までの院内の手続き

(1) 病棟内の有志によって始まった院内デイ

2013年6月に病棟内の有志で，施設のデイサービスなどで行っているようなレクリエーションをやってみようということになり，以前から相談を持ち掛けていた認知症看護認定看護師（以下認定看護師）とともに，ナースステーション横の記録室で1人の患者に，絵を描く，折り紙をするなどの作業を1時間程度行ってもらいました。それまでもナースステーションで塗り絵やパズルなどを行ったこともありましたが，目が届く環境とはいえ，適切ではないと感じていました。机があり車椅子が入るスペースで集中して作業できる場所を病棟内で探し，とりあえず記録室でやってみようということになりました。抑制帯を外して作業し患者と家族には好評ではありましたが，やはり記録室には医師や看護師が出入りするため，十分な環境とは言えませんでした。「抑制を外す時間を確保しよう」「離床目的で車椅子に乗っているだけの状況はやめよう」という目的は果たせましたが，効果的なレクリエーションをするためには検討が必要でした。

ささいな実践でも，PDCAサイクルを回し次の実践につなげていくことが重要です。そして，実践がモチベーションにつながるようにスタッフを支援していかなければ，導入できたとしてもやらされ感だけが残ってしまいます。導入するために，状況に応じて看護師長として何をするべきかを意識しておかなければなりません。

当初は病棟内で勝手に始めたので，主治医に安静度などを確認するだけで，病棟医長や看護部長に許可を得ることはなく実施し，何の手続きも踏まず開始した状況でした。しかし自部署の患者を病棟内で実践しているときは問題がなくても，これを病棟外で実施し，自部署以外の患者も対象にする，またボランティアなど職員以外の参加もある，という状況になるとしたらどのような手続きが必要かを調べました。臨床美術士がボランティア活動で参加されることになり，診療科長を通して病院長や医療事務に申請しました。対象患者を拡大する予定であることや，病棟を出た所にある病棟談話室を利用する案を出し，病棟医長や看護部長には事後報告のような形になりました。管理者としては，院内の規則を考慮し，どのような手続きが必要か判断し速やかに行動することが求められます。

*：臨床美術士
特定非営利活動法人日本臨床美術協会が養成している。芸術造形研究所ほかで開講される臨床美術士養成講座を受講し，芸術的手法，コミュニケーション術，多様性を享受するマインドなど，臨床美術に必要な知識と技術を体系的に学び，臨床美術のアートプログラムを実践できる唯一の資格をもつ専門家。

(2) 広がりをみせる院内デイ

2014年9月，新棟に移転し病棟の診療科も再編成され，院内デイの活動場所を検討しなければならなくなりました。その当時は神経内科・脳神経外科の患者が多く参加しており，神経内科・脳神経外科病棟の看護師長の協力を得て，病棟内のリハビリ用の1室を使用できるように，病棟医長にも許可を得ました。しかし環境的には4〜5人程度が限界であり，再度場所の検討を迫られました。新棟は南北に分かれており，中間にあるエレベーターホールの前にガラス張りの談話室があります（写真1・2）。神経内科・脳神経外科病棟のある3階の談話室は日当たりもよく，窓の外には草花が生えている屋上庭園があり，車椅子でも使用可能な洗面所，机椅子がありました。10名程度は十分にレクリエーションができる広さがあるため，そこを活用することにしました。診療科や病棟医長の許可だけで週1〜2回，あまり規則に縛られずマンパワーが足りなければ休止するなど不定期

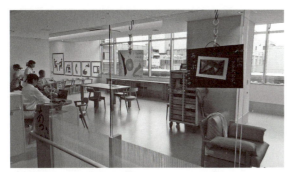

写真1　南北病棟中間にある談話室

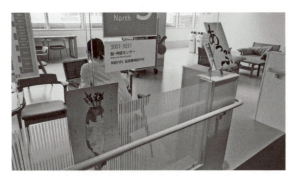

写真2　南北病棟中間にある談話室（拡大）

的に実施した後に，院内デイの効果を上げるためには継続して実施していくことが課題であると考えました。そして，参加者を全病棟に拡大するために，再度参加基準や実施時間，申し込み方法などを検討し，主治医の許可と本人の同意を口頭で得てカルテに記載することなど，いくつかのルールを検討・変更しました。看護部への報告と使用許可などの手続きを経て，全病棟にアナウンスしました。

このように，状況に応じて守らなければならないルールを確認し，そのつど基準やルールを決め必要な手続きをすることは，継続して実践していくために必要です。自分1人では気づかないこともあるため，多職種で話し合いをもち，活動のために必要なことは何かを確認し合いました。多職種で検討することにより新しい情報を得ることができ，さらなる協力を得ることもできます。規則を遵守しながら他部署の協力を得て進めていくことは，院内デイを定着させることにつながります。

4. ケアの方針としくみづくり

導入時は目的や目標は掲げたものの，体制は不十分でした。また，1病棟のスタッフが始めたため後ろ盾もなく，その分自由裁量で実施しており対外的なアピールもできませんでした。自部署の患者にとどまらず，多くの患者に参加してほしいという考えから，自分たちの活動を「院内アクティビティ　あっぷ」と命名し，アピールすることにしました。継続して実施し，定着させるこ

とが管理者としての目標だったので，活動しながらも，自分がどのようなビジョンを描き，目的を果たすために何が必要かを考えておくことは重要です。

　場所や回数・内容を何度か変更してきましたが，継続して実施していくためには，体制を整えシステムを作ることと目的を明確にすることが重要と考え，作業療法士や精神保健福祉士などの他職種や認定看護師を含めた高齢者サポートチームを2015年4月に立ち上げました。そのワーキンググループでは運営上の意見が多数出て，早急に対応しなければならないこともわかりました。当初は申し込みは電話連絡であり，その記録は担当した看護師が記載していました。電話ではつながらないときもあり，また記録はテンプレートがなく看護師によって内容がバラバラであったため，申し込み方法とカルテ記載について検討しました。

　当院は電子カルテであり，どこからでもアクセスでき情報が共有できます。情報担当の看護師長に相談し，院内デイの参加を電子カルテから申し込む，参加時の状況をテンプレートでカルテに記載できるシステムを構築してもらいました。また活動の実態を評価していくために，管理日誌が入力できるようにしました。定着させるためには，情報の管理や病棟看護師の負担軽減など現状を把握し，問題点を明らかにして改善していくことが重要です。特に，患者にとって有効な活動になるように，活動の目的や期待される効果，実施内容を周知することは徹底すべきことだと考えます。

　私たちは参加条件を設定してアナウンスしたものの十分な周知がされず，申し込みなく参加したケースや，院内デイ対象外の若い患者が参加して，不快な思いを抱かせてしまったケースなどがありました。対象病棟への周知徹底には時間がかかりましたが，文書化した物を関連する病棟に配布したり，院内に活動を広めるため看護師を対象に勉強会を開催したり，看護師長会で活動の案内などを繰り返して周知徹底を図りました。2017年1月には世間で通用するように「院内アクティビティ　あっぷ」から「院内デイ　あっぷ」へと名称を変更し，院外での学会発表などには統一した名称を使用するようにしました。

　このように状況を見ながら，システムや対象患者の基準変更などを検討し，常に見直していくことや，時代のニーズに適応できるようにアンテナを高くしておくことは重要です。

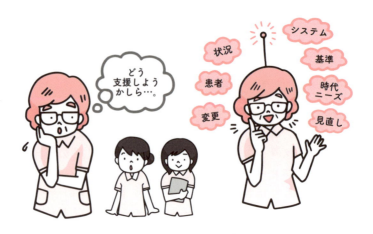

5. 導入時のポイント

(1) 各部署・職種への説明

　導入時は1病棟で有志のみで始めたので，患者とその家族に意図を説明するだけで他部署や医師への説明はしませんでしたが，段階的に活動を拡大していく過程で，看護部や診療科へそのつど説明を行いました。院内デイが広報や学会発表で院外にも知られることについて，当然のことながらその責任を自覚しなければなりません。上層部への説明責任は管理者にあります。導入時はあまり意識していませんでしたが，始めた責任は当部署の看護師長であった筆者であると覚悟し，他部門や他職種への説明を行ってきました。ただし，認知症ケアチームの活動ではメンバーである認定看護師が説明するなど，誰が説明するのが適任かを考慮してきました。全看護師には，自分たちの活動を知ってもらうことや高齢者患者の看護を考えてもらいたいと思い，馴染みやすいように当時の活動名のイメージキャラクターを作り，活動のきっかけや目的，活動内容，対象患者の基準などを示した案内を作成し配布しました。

　変更があればそのつど看護師長会などで説明し案内を出し，窓口は認定看護師もしくは筆者と決め，質問や相談に応じながら実践してきました。いつでも質問や相談に乗れるように窓口を明確にすること，変更事項は徹底することを心がけ，現在は混乱することなく情報が周知できています。

　2017年4月から，看護部からの提案で専任の看護師が配置され，月曜日から金曜日まで実施できるようになりました。それまでは参加人数の制限によりマンパワー不足に対応していましたが，この機会に再度目的や方法，注意点などを看護師長会で説明しました。また，院内の全職員対象の認知症関連の研修で院内デイの活動報告などを行い，医師，看護助手，事務職など他職種にも周知しました。どのような機会を利用して説明すると効果的か考え，そして説明が理解されているか確認することも重要です。2018年4月からは，認定看護師が出席している「看護の質向上委員会」のメンバーが病棟への連絡を行っており，情報伝達がスムースに行われるようになりました。

(2) 予算・場所の確保

　最初は有志で始めており，また自分たちの看護ケアの一環として考えていたため，塗り絵のためのクレヨンや紙，色鉛筆などは病棟にある物や持ち寄った物でまかなっていました。病棟の看護師や看護助手などから，自宅で使わなくなった文具やパズルなどの寄付もあり，臨床美術士がボランティアで来られるときに使用する野菜や果物は自宅の物を持ち寄るなど対応しました。当初は予算の出どころがありませんでしたが，お金がないからできないのではなく，自宅で使っている物を利用するなどして，お金をかけずにできる方法を考え工夫をしてきました。しかし，お金がなければ継続して実践することもできないため，どこから予算を確保するのが適切かは考えておかなければなりません。院内デイの活動拠点を明確にし，継続と定着を目標に掲げ，予算請求が認められるように提示できる実績を用意しておくことは方策の1つです。現在は活動の

拠点を，認知症ケアチームとして活動している認定看護師が所属する神経科精神科病棟に移行し，活動場所も神経科精神科作業療法室を使用しているため，必要物品はそこから請求しています。

新棟に移転後は，他の病棟からもエレベーターですぐに来ることができる3階南北病棟の中間にある談話室を活用しましたが患者や面会者や職員などが利用するエレベーターホールにあるため，一部ガラス張りで遮られてはいるものの，「無関係の人に見られる，人の往来で集中できない」などの問題から，神経科精神科作業療法室を活用できないかと考えて神経科精神科の医長に許可を得ました。

(3)院内デイスタッフの体制と人員の確保

自部署で開始したときは，看護師長と賛同した看護師，認定看護師で交代しながら実施していました。参加患者が増えてきてからも勤務している者が参加するようにしていましたが，不定期の実施だったのは人員の確保ができていなかったためです。有志で始め，自分たちが気ままに実践していることは継続性に乏しく，患者にとって効果的な活動になっているか疑問があり，また比較的時間の融通がきく部署にいるときは参加できましたが，いつまでもそういうわけにはいきません。組織化することを考え，2015年4月に高齢者サポートチームを立ちあげました。継続して実践するためには人員の確保は必須です。

また，当院の院内デイは点滴中であったり酸素投与中であったりと，何らかの医療処置が施されている患者も参加するため，管理ができる看護師の配置も必須でした。このように，どのような患者を対象にするかによって，職種も検討しなければなりません。毎日参加できる看護師を配置するために看護部と交渉し，まず病休復帰などで短時間勤務しかできないものの毎日勤務できる看護師を確保しました。次に管理者として認定看護師か筆者のどちらかが参加していることが必要であったため，自分たち以外の適任者を探す必要がありました。活動が継続的になってきたこともあり，看護部のほうから退職する看護師を継続雇用し院内デイを担ってもらうという提案があり，2017年4月からは毎日2人の看護師が固定で対応することになりました。2018年6月からは院内デイに参加して高齢患者，特に認知症患者の対応を学ぶことを目的に，病棟看護師が当番制で各病棟から参加することになり，現在は院内デイ担当の固定看護師が2名，病棟看護師が1名，ボランティア2名が対応しています。看護助手が参加することもあり，勤務状況や業務状況に応じて認定看護師か認知症ケアチームの看護師長が参加しています。2015年からボランティアが1名参加していましたが，参加患者が増えたこともあり，医療サービス課の協力を得て病院の広報やホームページ，地域の広報などに募集をかけて，現在は4名のボランティアが交代で参加しています。

急性期病院で実践するには，医療処置のある患者も対象とするため，対応できる看護師の配置は重要です。しかし医療処置のない患者も多いため，対象患者によってどのような職種が適切か考え，また当日誰がどの患者を対応するか判断できる看護師の配置が必要です。

(4)院内デイの送迎

現在，少なくとも3病棟，多ければ10病棟から患者が参加しており，人数も3名〜15名と幅があります。患者の送迎は，初めて参加する患者以外は看護助手が行っています。院内デイの参加申し込みは，電子カルテの患者の診療記録から行うシステムになっており，申し込み締め切り後に担当者がカルテから患者情報を収集します。初回参加の患者だけ，カルテのみの情報だけではなく看護師から申し送りを受けられるように，担当看護師による送迎を依頼しています。当初は看護師は多忙であり搬送は看護助手ではだめかという意見もありましたが，患者の情報を得るために初回のみ看護師搬送ということを何度か説明し，理解を得られ徹底されています。根拠を明確に説明し，実行できるように交渉することが重要です。

(5)参加対象者の基準設定

当初は，「何となくナースステーションにいる患者」や「昼夜逆転している患者」を対象にしましたが，参加患者が増えていくことを考え基準を検討しました。65歳以上，感染症がない，車椅子もしくは椅子に1時間以上坐位でいられる患者を原則としました。

消化器内科・神経内科病棟で始めたため，脳梗塞後の患者や低活動の患者，認知機能の低下している患者などあいまいな部分がありましたが，実践していく経過の中で，参加病棟の拡大や環境，病棟からのニーズを検討し変更していきました。最終的には，原則75歳以上で認知症ケアチームもしくはリエゾンチームが介入している患者，主治医から許可がでている患者としました。しかし年齢やチームの介入の有無については要相談としました。

また，急性期病院の特徴として何らかの医療処置を行っている患者の院内デイの参加の依頼があります。そこで，対象外の患者を設定し徹底しました。感染症の拡散リスクのある患者，経管栄養投与中の患者，ドレーンが挿入され持続排液中の患者，輸液・シリンジポンプで持続注入中の患者を対象外としました。末梢から点滴投与中やカニューレで酸素投与中でも呼吸状態が安定している患者，輸液・シリンジポンプを使用中でも薬剤によっては参加できるとしました。これらのことを病棟看護師と相談しながら検討し，最終的な判断は病棟看護師としました。病棟看護師がどのような患者を院内デイに参加させたいと考えているか，認知症ケアチームやリエゾンチームの認定看護師はどのような患者に参加してほしいと思っているか，両者の考えを調査し検討するなど，病棟との連携が必要です。

(6)患者本人・ご家族への説明と同意

対象となる患者には，担当看護師から院内デイの目的や意図を説明してもらい承諾を得ています。しかし，認知機能が低下している患者も多く十分に理解されない場合もあります。まずは参加して患者の反応などを確認し判断することもあります。担当看護師は患者が対象となるか，院内デイに期待することは何かなどを判断し，主治医に許可を得てから患者に説明し，同意を得ます。また，家族には面会時に説明を行い，希望があれば見学や患者とともに参加する

こともできること，見学や参加されるときには他の患者の個人情報などについて他言しないことの説明をしています。

入院前にデイサービスなどで集団レクリエーションに参加していた患者もおり，家族から苦情を受けたことはありません。患者や家族から拒否されるようなことがあれば，無理に参加させることもありません。現在は口頭で説明と同意を取っており，主治医の許可があればカルテに記載しています。同意書は作成していませんが，今後は検討をする必要があるかもしれません。

(7) 院内デイ時の申し送り・記録

院内デイの申し込みは電子カルテから行うため，患者の情報はあらかじめカルテから得ておきます。初回参加のみ看護師が搬送することになっており，搬送してきた看護師からも情報を得ます。特に認知機能面で注意する点や視覚，聴覚などで注意する点，ルート類に関する点などは直接聞くことにしています。継続して参加している患者はカルテのみの情報収集になります。時には看護助手が看護師から伝言を依頼されていることもありますが，搬送してくる看護助手はその病棟で業務しており，患者のことを全く知らないわけではなく，送迎時の患者との会話から情報を得ることもあります。

院内デイの記録は，担当した看護師が行います。テンプレートで記録できるようにしてあるため病棟スタッフにも見やすくなっており，特に表情や言動，関心を示したことなどはフリーコメントで記録するようにしてあります。抑制を外した患者の行動は特に注意して観察しているため，危険行為がなかったかどうかも記録しています。これらの記録から病棟看護師は，病棟では見ることのできない患者の表情や行動を知ることができます。お互いにどんな情報があるとよいのか検討し，適宜テンプレートを変更しています。

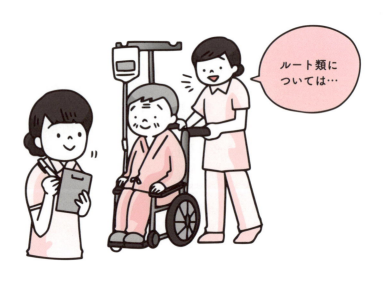

6. 院内デイの実際

2017年4月からは，月曜日から金曜日の14時～15時まで神経科精神科作業療法室で実施しています。新棟と旧棟の中間地点にあり，すぐ近くには神経科精神科病棟もあるため何かあってもすぐに対応できるようにしています。車椅子でも15名程度は対応できるスペースがあり，電源も数カ所あるため輸液ポンプを使用していても参加できます。また車椅子でも使用可能な手洗い場もあり，部屋の外にはトイレもあります。レクリエーションに使用できるパソコンやプロジェクター，スクリーンもあるため音楽や動画を活用でき，病棟からの送迎を待っている間も動画を見ていただいています。インターネットにもつながっているので，YouTubeも活用しています。

患者が揃った時点で身体の緊張を和らげるため，なじみのあるラジオ体操をします。リアリティオリエンテーションとして，挨拶，自己紹介の後に日時や天候，季節の様子，世間で起こったことなどを紹介し，レクリエーションを始めます。レクリエーションは対象患者の認知機能や身体機能によって変えますが，団扇を使ってする風船バレーはほとんど必ず実施します。ルールは単純であり，視覚障害がない限り誰でもスムースに参加できるからです。その他，玉入れやテーブルホッケーなど体を動かす活動や，塗り絵や貼り絵，ポストカード作り，指先を使った輪っか積みなど活動の静かなもの，ババ抜きなどのトランプゲーム，百人一首の札で坊主めくりなど視覚を使って認知機能に働きかけるもの，また活動が困難な患者が多い場合や参加人数が多い場合などはスクリーンに映し出す回想法を実施するなど，参加する患者の状況に合わせて多種多様なレクリエーションを実施しています (p.120 写真3・4・5・6)。連日同じレクリエーションでも，昨日との変化がわかったりゲームに慣れてくる様子がうかがえるので，参加する患者の状況に合わせて実施しています。担当看護師も書籍やインターネットから学習し，レクリエーションを考えています。

現在の院内デイを表1にまとめました。

表1　現在の院内デイ（一般病棟，精神科病棟）

スタッフ	院内デイ担当の固定看護師(2名)，病棟看護師(当番制，1名)，ボランティア(2名)
実施時間	月曜日～金曜日：14時～15時
実施場所	神経科精神科作業療法室
対象	原則75歳以上で認知症ケアチームもしくはリエゾンチームが介入し，主治医の許可がある患者(ただし，年齢・チーム介入については要相談)
参加人数	3～15名

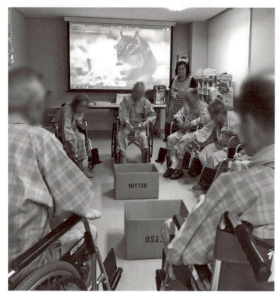
写真3　玉入れ風景

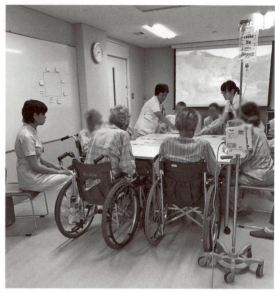
写真4　トランプゲーム

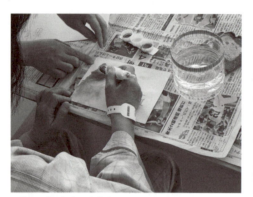
写真5　ポストカード作り

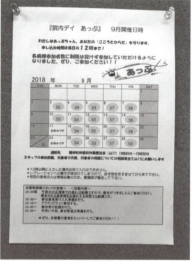
写真6　各病棟に配布するカレンダー

7. 導入前後の効果

　当初は週に1回1時間であり，その後は週に3回とはいえ不定期に実施していたこともあり，導入前後の効果はまだ明らかではありません。また，在院日数が短いうえに不定期であるために，継続性がなく院内デイの参加も単発的でした。2017年4月からは連日実施していますが，急性期病院の特徴として検査や処置，手術後の安静，またシリンジポンプ使用中であったり，ドレーンが複数本挿入中であったりと，継続して参加できない状況もありました。
　当院の看護師長は研究で「身体的苦痛がない状況にならなければ，他者との

関わりがあったとしても，レクリエーションを選択することも，集中して実施することもできず，楽しい効果が得られないということが明らかになった」[1]と述べています。単発での参加ではその効果を実感することは難しい状況であり，さらに疾患・治療・検査などによる身体的苦痛がある場合，院内デイに参加したからといって夜間の入眠が図れるなどの効果があるとは限りません。しかし，参加中はルート抜去予防のミトンを外し，上肢を動かしたり他者と会話をする，季節や日時を感じるなど日常の感覚を取り戻す時間になり，レクリエーションに集中することができれば苦痛や不安からの解放になる，と感じています。

8. データ評価について

前述の研究結果にもあるように，急性期病院の特徴として在院日数も短く，またその間は治療や検査・処置などで身体的苦痛も伴い，院内デイによる明らかな効果があると断定できないため，現在はデータ評価は行っていません。しかし院内デイの評価をするために，患者がどのように変化しているか評価する必要があると考え，評価を検討しているところです。

9. 看護師への効果もしくは看護師の変化

当初は実施回数も少ないことから，看護師はレクリエーション時の患者の反応には関心がありましたが，院内デイそのものには関心は高くはありませんでした。定期的に実践するようになり病棟看護師が院内デイに参加することもあり，参加した病棟看護師の意識の変化について研究を行いました。その結果では，病棟看護師は院内デイを，「日常生活リズムをつけるための活動の場」「他者との交流を通して得られる社会性の保持の場」「意欲向上の場」「自発性向上の場」「看護師・患者間のコミュニケーション増加（要因）」「抑制解放時間の増加（要因）」と評価しました。

2016年の研究では「病棟看護師は，院内デイに参加している患者と直接関わり患者の変化を体感することで，患者の人となり・潜在能力に気づいた。そしてそれらに気づくことで，認知症患者ではなく，人として捉える視点へと変化し，敬う事を再認識したことが明らかになった」[2]と述べています。「患者がリハビリテーションは拒否したのに院内デイでラジオ体操や風船バレーをしていた」「病棟では治療のため臥床していることも多く，それ以外にすることもなかったが，院内デイに行くことで治療以外の時間もできた」「院内デイのことで会話が増えた」など気づいたことも多く，高齢患者，特に認知症患者への対応を学ぶという目的意識をもって参加することで，入院生活の中で患者に何ができるか考える機会となっています。たとえば，ICUから看護師付き添いで人工呼吸器を装着したまま見学に来た患者もいました。このように，当該の看護師が付き添うのであれば，持続排液中のドレーンが挿入されていても参加で

きるようにしました。患者の安全を確保しつつ，どうすれば患者にとって善い看護を提供できるか考え実践することが，看護の質の向上につながると考えます。

　院内デイは患者への善い看護の提供だけではなく，それを通して看護師が患者を人としてとらえる視点をもつこと，倫理的な看護実践に気づくことが期待されます。

10. 今後の課題

　急性期病院では在院日数も短く，またその間は治療や検査・処置などが行われます。多くの高齢患者は，緊急入院で緊急処置が施されたことにより，身体機能だけではなく認知機能にも影響が及んでいます。さらに医療的アプローチが優先されるため認知機能の悪化や行動・心理症状が出現することも少なくありません。行動・心理症状が出現すれば入院期間が延長し，在宅復帰が困難になることもあります。だからこそ院内デイは重要だと考えています。実施回数や時間，対象患者の検討など急性期病院での効果的な方法の検討も必要です。また，現在は患者のデータ評価を行っていないため，評価については検討中です。

引用文献
1) 高瀬伊佐子：急性期病院の院内デイケアにおける意欲を高めるレクリエーションの検討，日本老年看護学会　第23回学術集会，2018.
2) 丸木裕美：急性期病院における認知症患者への意識と看護ケアの変化，日本老年看護学会　第22回学術集会，2017.

Column

院内デイケア以外の活動

黒川　美幸 ● 看護部 看護師長

　2018年4月から，脳神経内科および脳脊髄神経外科の病棟で週に3回，五感に働きかける活動を実践しています。院内デイの対象外となる車椅子に乗車できない患者や75歳以下の患者，また集団でのレクリエーションが困難な患者に対し，何かできないかと考えた当該の病棟看護師が始めました。当初の目的は抑制を外すことでしたが，それだけではなく脳神経疾患患者の認識に働きかけることを目的にしています。簡単なゲームでも活動が困難な場合は，嗅覚を刺激するアロマテラピー，ハンドマッサージなどで触覚に働きかける工夫をしています。

6 JA長野厚生連 佐久総合病院（本院）

介護福祉士と病院OBボランティアの力が活きる院内デイケア

關　真美子 ● 統括看護部長

執筆協力　**田中　裕志** ● 前地域包括ケア病棟師長
　　　　　佐藤　史江 ● 地域包括ケア病棟師長

〈JA長野厚生連 佐久総合病院（本院）の概要〉
所在地…長野県佐久市臼田197番地
診療科数…28科／病床数309床（うち一般病棟126床，地域包括ケア病棟42床，回復期リハビリテーション病棟40床），精神病棟70床，人間ドック31床
平均在院日数…24.8日（一般病棟），35日（地域包括ケア病棟）／職員数…913名（うち看護職員数…約310名）
看護配置…10対1／加算…急性期看護補助体制加算，認知症ケア加算，退院支援加算等
・院内デイケア実施病棟
地域包括ケア病棟

---

1. 病院・病棟情報

（1）病院紹介・病棟紹介

❶施設概要

　佐久総合病院は，1944年に産業組合（現在の農業協同組合）の病院として発足しました。以来「農民とともに」をスローガンに地域のニーズに応えながら，ベッド数821床を有し，保健予防活動から高度急性期医療，在宅医療まで幅広く医療活動を展開して来ました。

　2014年3月に佐久総合病院グループは，高度急性期機能をもつ佐久医療センター（450床）と慢性期・在宅医療・保健予防活動を行う佐久総合病院（本院309床）に分割と再構築を行いました。住み慣れた場所で最後まで暮らしたいという方の思いに添えるよう，地域の皆さまに信頼される医療を多職種チームで行っています。

❷看護体制

　病棟においては，すべての病院でPNS（パートナーシップ・ナーシング・システム）を導入しています。パートナー同士が対等な立場で，お互いの特性を活かし，相互に補い合う質の高い看護を提供しています。

　在宅医療も充実しており，50名の訪問看護師，18名のケアマネジャーが地域で活躍しています。

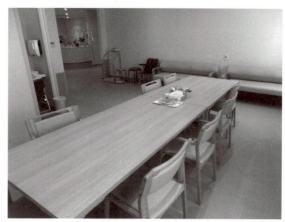

写真1 院内デイケア開催場所（新棟5F多目的室）

2. 院内デイケアの導入目的

　当院での院内デイケア導入の理由は，看護管理者や病棟スタッフの想いからでした。スタッフは「患者は限られた空間で入院生活をしている。同じことの繰り返しだな」「医療者以外誰とも話さない方がいっぱいいるな」「人がついてさえいれば抑制を外せるのに……」などと感じながら，日々悶々と仕事をしていました。そんな想いを察した看護部長が「ここで院内デイケアをやります！」と宣言し導入することになりました。

　2017年に佐久総合病院グループ再構築の一環として新棟が建設されました。それに合わせて，設計の段階から院内デイケアを実施する部屋を確保しました（写真1）。院内デイケアのメイン・コンセプトは「入院患者が入院生活の中で，少しでも心が和み，笑顔が見られるようになること」と決め，サブ・コンセプトは，「他者との交流促進，ふれあいの場を提供する」「尊厳を守り少しでもQOL（生活の質）の向上に結びつける」にしました。

3. 企画から導入までの院内の手続き

(1) 企画から導入までの流れ

　2017年4月末に新棟の完成に合わせ，まず「院内デイケア」開設のためのプロジェクトチームが発足しました。以下，手続きを時系列で紹介します。

❶2017年6月5日：プロジェクトメンバーの選出

　メンバーは，看護部長・副看護部長・地域包括ケア病棟担当医師・看護師長・看護主任・介護主任・認知症看護認定看護師・専任作業療法士・OB会ボランティア（後述）会長・病棟レクリエーション担当看護師・介護福祉士の11名。

❷2017年6月30日：第1回プロジェクト会議開催

　認知症看護認定看護師の作成した実施計画書に基づき，目的の共有，参加基準・急変時の対応・参加フローチャートなどを作成する。

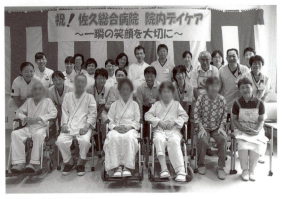

写真2 はじめ会開催

❸ 2017年7月7日

　看護師長会議にて院内デイケア開始の説明を行う。

❹ 2017年7月10日：第2回プロジェクト会議開催

　進行状況確認，デイケアの流れ，OBボランティア参加者確認などを行う。

❺ 2017年7月25日

　参加患者プロフィール，テンプレート作成，必要物品確認，OBボランティアへのオリエンテーションなどを実施する。

❻ 2017年8月2日

　病院管理者会議・院内運営委員会にて「院内デイケア」開始を協議，承認される。

❼ 2017年8月7日

　OBボランティア（27名が登録）にオリエンテーションを行う。併せて，認知症看護認定看護師より高齢者の対応についてレクチャーを実施する。

❽ 2017年8月10日：第3回プロジェクト会議開催

　今後のスケジュールを確認する。

❾ 2017年8月22日

　佐久総合病院院内デイケア開始。「はじめ会」を開催する（写真2）。

　また，院内デイケアに早い時期から取り組んでいた千葉県の病院で，運営方法などの見学を行いました。

(2) 導入までのスムースな流れについて

　2017年6月30日に院内デイケア導入についての初回の会議が行われました。そして実際に開始されたのが，同年8月22日になります。初回の会議から開始まで2カ月弱，合計3回の会議でした。スムースに進んだ理由として，以下の3点が考えられます。

　①病院の再構築（新棟の建設など）に伴い，院内デイケアの場所が作られていた。
　②主導権は地域包括ケア病棟が握り，人材も同病棟スタッフでと決まっていた。
　③院内デイケアの運用に，医師・看護部長が積極的であった。

(3) 職員OB会（OB会ボランティア会）

　当院には約440名の「職員OB会」があります。これは，会員相互の親睦を図り，併せて佐久総合病院の発展に寄与することを目的として，1997年に発足しました。病院の草刈清掃作業や，外来患者の介助，会計自動精算機を使用する方への支援，講演会の開催，病院刊行物の郵送便封筒詰め作業，現役職員も交えた親睦旅行，病院行事への参加などの活動を行っています。

　院内デイケアの実施にあたって，OB会に協力を求めたところ「これから自分たちの身に降りかかってくることだから，ぜひ勉強がてら協力したい」と全面協力という形で，力強い賛同を得ました。

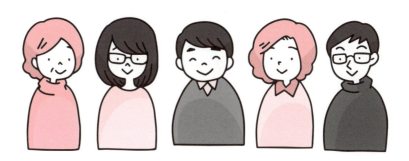

4. ケアの目的・方針

(1) 院内デイケアの目的
　以下の3点を院内デイケアの目的に掲げています。
　①入院中の高齢者が一瞬の笑顔を大切にできる場所と時間の提供
　②短時間でもベッドを離れ，人と交流することにより心が和み笑顔になり，穏やかな入院生活につなげられる
　③日中の活動を促進することで生活リズムの調整が図られる（せん妄の予防・軽減）

(2) 院内デイケアの方針
　以下の5点が院内デイケアの方針になります。
　①高齢者を子ども扱いしない
　②恥をかかせない
　③できる役割を探す
　④安全を守る
　⑤個人情報を漏らさない

5. 導入時のポイント

(1) 運営の職種とスタッフへの周知
　運営の主導権を握るのは介護福祉士と決めていました。理由として以下の3点があります。
　①介護福祉士のモチベーション向上
　②病棟勤務の介護福祉士のもち味を活かしきれていない現状の改善
　③介護福祉士は他職種に比べ患者対応がうまいこと
　まず病棟介護主任へ院内デイケアの説明を行い，介護主任から病棟介護福祉士へ院内デイケアを行うことの意味と運用方法を説明し，全員の介護福祉士へ伝えました。次に地域包括ケア病棟の看護師へ説明を行いました。他病棟看護師にはそれぞれの師長から説明してもらいました。

(2)予算

当初の準備としてCD機器や折り紙，筆記用具ほかレクリエーション用品が必要でしたが，まずは職員の家庭に不用な物はないかつのり，多くの物品が手に入りました。また山から木を持って来てスタッフ手作りの輪投げ台を作製しました。最初は院内デイケアの予算請求先は決まっていませんでしたが，手に入らなかったカラオケマイクを病院負担で購入したことから，以後必要になった文房具類はそのつど病院に請求し購入しています。

(3)開始当時のスタッフ体制

開始当初は手探りのため，週2回10時〜11時30分で行いました。スタッフ2名(介護福祉士1名・看護師1名)，ボランティア(当院OBボランティアで院内デイケアボランティア希望の方)2名の合計4名を配置しました。ボランティアのモチベーション維持目的で，院内デイケア終了後は毎回ボランティアとスタッフで15分程度お茶を飲みながら院内デイケアの意見や感想をお聞きしています。

(4)デイケアへの送迎

院内デイケア開始時は各病棟スタッフが院内デイケア病棟へ送り，状態を報告します。終了後は院内デイケアスタッフが各病棟へ送り，院内デイケアの様子を各病棟へお知らせします。

(5)参加対象の基準設定

対象患者は希望があればどなたでも参加可能です。酸素投与中の患者・点滴投与中の患者・ベッドでの参加も可能です。ただし，感染症患者は対象ではありません。

各病棟の院内デイケア参加希望患者は，担当看護師が認知症認定看護師へプロフィールを提出し，認知症認定看護師は院内デイケアでの観察項目や注意事項をコメントした後に院内デイケア担当スタッフへ伝えます。5人〜10人の患者数で行っています。

(6)説明と同意書

院内デイケアでの特別な同意書はありません。転倒・転落や不眠などの看護計画とならんで「院内デイケア参加」の項目を入れてあります。院内デイケアに参加が必要だと考えられる患者にはチェックをつけて，入院時にご家族にも説明しています。実際に参加する際は改めてご家族に口頭で説明し，同意を得ます。その際に院内デイケアの口頭での同意が得られた旨，看護記録に残します。

(7)申し送り，記録

電子カルテには文字記録だけでなく「こんな動きができる。こんな表情をされた」などと病棟では見せない，見られない動きや表情の写真を載せ，主治医やリハビリ部門と情報を共有しています。特によい写真はご家族にもお渡ししており，たいへん好評を得ています。

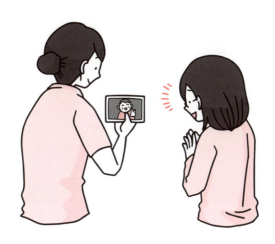

6. 院内デイケアの実際

(1) 開催頻度について
①開催日時の決定
　週2回(火曜日・金曜日)の10時～11時30分に開催しています。この2日に開催を決定した理由は以下の3つになります。
　①月曜日・木曜日は，入浴日であり，水曜日は入浴の予備日であったため
　②アルバイトの看護師が火曜日から金曜日の午前中勤務であるため
　③OBボランティア(2名)が参加できるため
②当日の流れ
　10時までに各病棟で検温・排泄(おむつ交換)を済ませ，地域包括ケア病棟へ移動します。10時～11時25分の間で，運動レク・趣味の活動など患者に合った時間を提供します。11時25分からは病棟へ送り，各病棟でお迎えします。

(2) 開始当初のプログラム
　①自己紹介：出身地・昔遊んでいたこと・昔の仕事・思い出に残るお祭り・お正月といえば・お正月の食べ物・十二支の紹介など
　②レクリエーション：表1に示す内容を行っています

表1　レクリエーションの内容

歌・輪投げ・棒を使ったストレッチ・風船バレー・お手玉カーリング・玉入れの玉づくり・玉入れ・絵本の読み聞かせ・体操・野外へ散歩・塗り絵・しりとりゲーム・ちぎり絵・オーバーザマウンテン(運動レク)・今日は何の日・リズム体操(もしもしかめよ)・帽子リレー・風船割りゲーム・折り紙お化けづくり・嚥下体操・歌かるた・モビールづくり・映画鑑賞・毛糸で雪だるまづくり・絵馬づくり・福笑い・お花のリースづくり・獅子舞・お雛様づくり・的あてお手玉・桜づくり・フォトフレームづくり・伝言ゲーム・うちわで風船回し・カレンダーづくり・早口言葉・手遊び・こいのぼりづくり・神経衰弱・空き缶を使った積み重ねゲーム・工作・お金づくり・お正月飾りづくり・大運動会など(写真3・4)

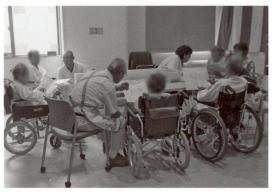 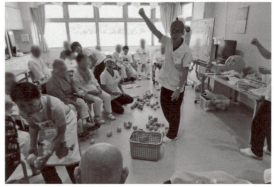

写真3 レクリエーションの実際（エプロンをしている方がOBボランティア）　　写真4 大運動会の様子

表2 現在の院内デイケア（地域包括ケア病棟）

スタッフ	介護福祉士（1名），看護師（1名），OBボランティア（2名）
実施時間	火曜日・水曜日・金曜日：10時〜11時30分
実施場所	多目的室
対象	感染症患者以外の希望患者（酸素投与中，点滴投与中，ベッドのままなど）
参加人数	10名前後
その他	運動会，忘年会，新年会など行事

(3) スタッフの役割分担

- 進行役（看護師または介護福祉士1名）は，レクリエーションの進行を行います。
- 外回り（看護師または介護福祉士1名・佐久総合病院OBボランティア2名）は，参加しない人への声かけ・できない人の手助け・トイレ誘導・危険回避を担当し，血圧測定レクに参加します。

(4) 現在の院内デイケア

表2に現在の院内デイケアをまとめました。

7. 導入前後の効果

　前述のとおり，「他者との交流促進，ふれあいの場を提供」をサブ・コンセプトとして開始しました。スタッフが普段見られない患者の様子を発見し，驚く場面が多く徐々に院内デイケアの効果が感じられて来たようです。以下は院内デイケア連絡ノートからの感想になります。
- いつもしゃべらない方が，よくおしゃべりをしていた
- 懐かしさに，涙ぐみながら歌っていた
- 首がしっかり保持できなかった患者が，首の保持ができるようになった
- 手が不自由でも動かそうと努力している
- 表情が豊かになった

- 認知症があり，何を言っているかわからなかった方が，しっかり自己紹介していた
- 肩叩きを隣同士で仲よく，よい笑顔でされていた
- 1時間の座位はつらいと言いながら1時間20分ぐらい参加した
- いやだと言いながら渋々参加した人が，楽しんでいた
- 表情が豊かになり，ひどい不穏がなくなった
- 落ち着かない患者が，静かに集中して参加していた
- はさみを使用するなどの，細かい作業ができていた
- 参加中に疲れたと言わなかった
- 手足をアクティブに動かしていた
- 麻痺がある患者が麻痺側を使い，一生懸命参加することができた

　ほかにも，男性の患者は女性の患者の前でかっこよく振る舞ったり，民生委員をされていた患者が院内デイケアに参加されたときは，みんなの先頭に立って実践したりと，入院患者としての面だけではなく，個人としての人柄を知ることができます。また，普段は行動制限をしている患者が院内デイケアに参加しているときは，制限をしないため院内デイに集中でき，豊かな表情を見ることができるなど，多くの効果が現れています。

8. データ評価について

　データ分析は行っていません。毎回電子カルテに記録は残しています。

9. スタッフ（介護福祉士・看護師）の変化

　「一瞬の笑顔を大切に」を合言葉に開始しました。初めは，準備や送迎に時間がかかったり，大きな声を出す方がいたり，アクシデントもありました。しかし回を重ねると，スタッフも慣れてきました。何よりも患者の笑顔やご家族からの感謝の言葉がみんなの支えや，やりがいになっていきました。
　以下はスタッフの感想です。
- 患者に接するときのアイデアが豊富になった
- 普段の援助ではわからないことが発見できた（手の動き・足の動き・手先の器用さ・几帳面さ・どんな仕事についていたのか）
- どんなことを考えているのか話してくれるようになった
- 日常生活範囲の把握ができる
- 好きなこと・集中できることがわかると，不穏のときに役立てられる（本が好き，絵が描ける，折り紙が上手など）

　リハビリスタッフがリハビリの一単位として，院内デイケアでリハビリを行うこともあります。リハビリ室で行うより，表情がよく効果的なリハビリができると評価しています。毎回内容を考えたり，準備をしたりたいへんなこともありますが，病棟介護福祉士たちの努力が大きいです。この病棟には9名の介

護福祉士を配置しています。介護のプロである彼らは，認知症看護認定看護師から講義を受けたり，レクリエーションの講習を受けたり，積極的にデイケアの運営にかかわってくれています。この職場への異動希望を出す介護福祉士も出てきています。

10. 今後の課題

以下の課題があります。
・実施回数の増加を検討する
・リハビリスタッフの定期的な参加を目指す
・認知症認定看護師も2人になったため，効果の検証を依頼する
・他病棟のスタッフの参加や新人の研修としての参加も検討する

*

これからも，「一瞬の笑顔を大切に」をスローガンに穏やかな入院生活が送れるように，スタッフ一丸となって院内デイケアを継続させていきたいと思います。ボランティアたちのお手伝いはとても重要です。みな自分の得意なことを患者に合わせ，笑顔で参加してくださっています。「明日はわが身」だけど「自分も楽しんでいるよ」などとおっしゃってくださいます。特にOBボランティアには毎回足を運んでいただき感謝しています。元看護部長，副看護部長，元事務長，元総技師長などそうそうたるメンバーが来てくださいます。お互いのコミュニケーションを図りながら，長く続けていただけるよう配慮していきたいと思っています。

手探りで開始した院内デイケアですが，いろいろな方たちの協力のもとにここまで継続できています。これからも検討を重ね，入院中の高齢の患者が安心して療養生活が送れるよう努力して行きたいと思います。

索引

欧文

ADL カード ・・・・・・・・・・・・・ 80
ADL 評価尺度 ・・・・・・・・・・・・ 9
ICF ・・・・・・・・・・・・ 22，23，26
ICF の構成要素間の相互作用 ・・・ 23，24，25
　－活動 ・・・・・・・・ 22，23，24，25
　－環境因子 ・・・・・・ 22，23，24，25
　－参加 ・・・・・・・・ 22，23，24，25
　－心身機能 ・・・・・・ 22，23，24，25
　－身体構造 ・・・・・・ 22，23，24，25
MMSE ・・・・・・・・ 9，12，13，14
N 式老年者用精神状態尺度 ・・・・・・・ 105
N 式老年者用日常生活動作能力評価尺度
・・・・・・・・・・・・・・・・・・・・ 105
PAFED ・・・・・・・・・・・・・・・ 6，55
WHO 国際障害分類 ・・・・・・・・・ 23
Zarit 介護負担尺度 ・・・・・・・・ 10，55

あ行

アクチグラフ ・・・・・・・・・・・・・ 17
アルツハイマー型認知症
・・・・・・・・・・ 2，5，10，11，12
エスノグラフィー ・・・・・・・・・・・ 17
音楽療法
・・・・・・ 3，7，10，11，16，19，39，58，98

か行

介護福祉士
・・・・ 64～75，124，125，127，130～132
回想法 ・・・・・・・・・・ 3，6～8，11，16
改訂長谷川簡易知能評価スケール ・・・ 5，9
隠れ認知症 ・・・・・・・・・・・・・・・ 14
看護・介護負担調査票 ・・・・・・・・ 10，11
機能的自立度評価表 ・・・・・・・・・・・ 9
急性心不全 ・・・・・・・・・・・・・・・ 12

興味・関心チェックリスト ・・・・・・・・・ 14
起立訓練表 ・・・・・・・・・・・・・ 83，85
血管性認知症 ・・・・・・・・・ 10，11，12
健康の定義 ・・・・・・・・・・・・ 22，26
言語療法 ・・・・・・・・・・・・ 5，7，12
現実見当識訓練 ・・・・ 3，6，7，8，11，16，42
行動・心理症状の改善 ・・・・・・・ 6，14，19
行動・心理症状の軽減 ・・・・ 9，10，47，53
抗認知症薬 ・・・・・・・・・・・・・・・ 5
国際生活機能分類－国際障害分類改訂版－
・・・・・・・・・・・・・・・・・・・・・ 22
骨折 ・・・・・ 6，9，10，12～14，19，24，25

さ行

作業療法 ・・・・・・・・・・ 5，7，8，12
サブリーダー ・・・・・・・・・ 37，40，41
重度認知症患者デイ・ケア ・・・・・・・・ 9
自立支援のためのカード ・・・・・・・・ 104
心技体の医療 ・・・・・・・・・・・・・・ 2
神経心理療法 ・・・・・・・・・・・ 5，6，7
身体活動プログラム ・・・・・・・・ 47，48
身体抑制 ・・・・・・・・・・・・・・・ 14
生活不活発病 ・・・・・・ 9，10，12，14，47
精神科デイ・ケア ・・・・・・・・・・・・ 9
精神保健福祉士 ・・・・・・・・・・・・ 114
世界保健機関（の健康の定義）・・・・・・ 22
センター方式 ・・・・・・・・・ 27～33，35
　－A 基本情報 ・・・・・・・・・・・・ 29
　－B 暮らしの情報 ・・・・・・・・・・ 29
　－C 心身の情報 ・・・・・・・・・・・ 29
　－D 焦点情報 ・・・・・・・・・・・・ 29
　－E まとめ ・・・・・・・・・・・・・ 29

た行

地域包括ケアシステムにおける
認知症アセスメントシート ・・・・・・・ 10

中核症状 ・・・・・・・・・・・・ 3，4，6，19
通所リハビリ ・・・・・・・・・・・・・ 5，8
デイケア・・・・・・・・・・・・・・・・・ 8，9
デイケア観察評価 ・・・・・・・・ 9，10，11
デイケア予定表・・・・・・・・・・・・・・ 84
転倒 ・・・・・・・・・・・・・・・・・・ 6，23
東大式観察評価スケール ・・・・・・・・ 39
トム・キッドウッド ・・・・・・・・・・・ 26

な行

ナイトデイ ・・・・・・・・・・・・・・・ 87
日常生活動作（ADL）・・・・ 3，4，16，19，92
尿路感染症 ・・・・・・・・・・・・・ 12，14
認知刺激療法 ・・・・・・・・・・・・・・ 16
認知症行動障害尺度 ・・・・・・・・・・・ 10
認知症に対するリハビリテーション ・・・・・・ 2
認知症の行動・心理症状（BPSD）・・・・・ 3，47
認知症リハビリテーション（リハビリ）
・・・・・・・・・・・・・・・・・・ 2，7，19
認知症をもつ人の主な心理的ニーズ・・・・・・ 27
脳血管障害 ・・・・・・・・・・ 4，9，10，14，85

は行

パーソンセンタードケア ・・・・17，19，26，27
パーソンフッド・・・・・・・・・・・・・・ 26

肺炎 ・・・・・・・・・・・・ 2，9，12，14，19
バリデーション・・・・・・・・・・・・・・ 16
非薬物療法 ・・・・・・・・・・・ 5，16，19
プログラムカレンダー・・・・・・・・・・・ 39
歩行障害・・・・・・・・・・・・・・・・・・ 6

や行

薬物療法・・・・・・・・・・・・・・・・5，52
役割分担
・・・ 37，40，41，44，69，84，98，103，130

ら行

ランダム化比較試験 ・・・・・・・・・・・・ 17
リーダー・・・・・・・・・・・・・ 37，40，41
理学療法・・・・・・・・・・・・・ 5，7，8，12
リハビリテーション（リハビリ）・・・・ 2〜12，
　　　16，73，80〜82，85，97，113，131
臨床心理士（現公認心理師）
・・・・・・・・・・・・ 11，39，52，58，97
レクリエーション ・・・・・ 7，16，35〜37，39，
　　41，44，49，54，81〜83，98，111〜113，
　　　　　　119，123，128〜130，132
レクリエーションの計画作成・・・・・・・36，37
ロバート・バトラー ・・・・・・・・・・・・・ 8

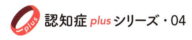

認知症 plus 院内デイケア
生活機能の維持・回復を目指す

2019年9月30日　第1版第1刷発行　　　　　　　　　　　　〈検印省略〉

編集●旭 俊臣、坂本昌子、賀曽利 裕

発行●株式会社 日本看護協会出版会
〒150-0001　東京都渋谷区神宮前5-8-2　日本看護協会ビル4階
〈注文・問合せ／書店窓口〉Tel／0436-23-3271　Fax／0436-23-3272
〈編集〉Tel／03-5319-7171
http://www.jnapc.co.jp

装丁●大野リサ
表紙カバーイラスト●コーチはじめ
本文レイアウト●松村美由起
本文イラスト●ゴトウマキエ
印刷●株式会社 教文堂

©2019 Printed in Japan　ISBN978-4-8180-2210-2

本書に掲載された著作物の複写・複製・転載・翻訳・データベースへの取り込み、および送信（送信可能化権を含む）・上映・譲渡に関する許諾権は、株式会社日本看護協会出版会が保有しています。

JCOPY〈出版者著作権管理機構 委託出版物〉
本書の無断複製は著作権法上での例外を除き禁じられています。複製される場合は、その都度事前に一般社団法人出版者著作権管理機構（電話 03-5244-5088、FAX 03-5244-5089、e-mail: info@jcopy.or.jp）の許諾を得てください。

［認知症plus］シリーズ

認知症plus転倒予防
せん妄・排泄障害を含めた包括的ケア
鈴木 みずえ ［編］

B5判 ● 248頁 ● 定価（本体2,800円＋税）● 発行2019年

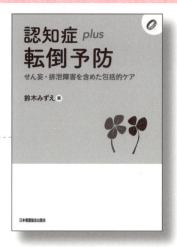

● 転倒⇔せん妄⇔排泄障害の悪循環を断ち切る！
認知症高齢者は転倒、せん妄、排泄障害を複合して起こしやすく、互いに関連しあって症状を悪化させ、生活障害・生活支障をもたらします。これらを早期にコントロールできれば、QOLを維持・向上させることが可能になります。本書では転倒、せん妄、排泄障害の包括的ケアの実際と、その根拠となる介入研究について紹介します。

認知症plusがん看護
治療の流れに沿ったせん妄・認知機能障害のケア
小川 朝生・田中 登美 ［編］

B5判 ● 224頁 ● 定価（本体2,800円＋税）● 発行2019年

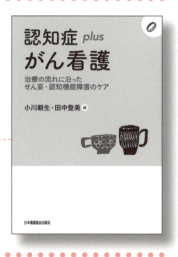

● がん特有の治療により起こるせん妄・認知機能障害への対応がわかる！
医療技術の進歩に伴い、以前は手術や薬物療法の適応でなかった高齢がん患者が治療を受けるケースが増えていますが、治療が引き金となって起こるせん妄や認知機能障害の対応に苦慮している看護師は多いようです。本書では、せん妄や認知機能障害にどのように対応していけばよいかについて、がん治療の流れに沿って、事例を示しながら解説します。

認知症plus回想法
別冊写真集で振り返るあの頃の暮らし
鈴木 正典 ［編］

B5判 ● 122頁＋別冊写真集44頁 ● 定価（本体2,300円＋税）● 発行2019年

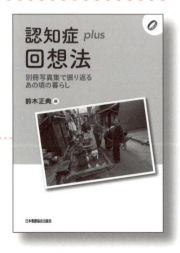

● 認知症予防に有効な"写真を用いた回想法"実践のコツがよくわかります！
本書は、高齢者ケア施設や地域で働く看護職や介護職、社会福祉協議会等で活動する方々向けに、写真を使った回想法の実践方法についてわかりやすく解説するガイドブックです。"回想を促すきっかけ"として活用できる写真21点（別冊写真集収載）と、会話を弾ませるコツ（具体的なシナリオ）なども紹介しています。地域の高齢者のための楽しい回想法を実践しましょう。

Webサイト ［認知症plus］WEB　https://dpj.jnapcdc.com 　みつめる みつける 認知症ケア

ご注文に関するお問い合わせは コールセンターまで▶▶　Tel. 0436-23-3271　Fax. 0436-23-3272　ホームページ▶▶http://www.jnapc.co.jp　日本看護協会出版会